U0313318

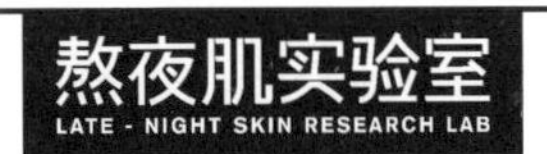

夜话“熬夜肌”

THE SCIENCE OF LATE-NIGHT SKIN

沐风 著

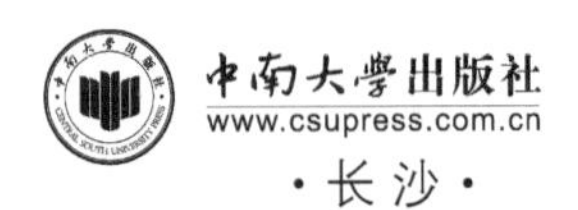

·长沙·

图书在版编目(CIP)数据

夜话"熬夜肌"/沐风著. —长沙：中南大学出版社，2023.10

ISBN 978-7-5487-5597-5

Ⅰ.①夜… Ⅱ.①沐… Ⅲ.①睡眠—普及读物 Ⅳ.①R163-49

中国国家版本馆 CIP 数据核字(2023)第 197343 号

夜话"熬夜肌"

YEHUA "AOYEJI"

沐风　著

□责任编辑　刘锦伟

□责任印制　唐　曦

□出版发行　中南大学出版社

社址：长沙市麓山南路　　邮编：410083

发行科电话：0731-88876770　　传真：0731-88710482

□印　　装　湖南省众鑫印务有限公司

□开　　本　710 mm×1000 mm　1/16　□印张 12　□字数 209 千字

□版　　次　2023 年 10 月第 1 版　□印次 2023 年 10 月第 1 次印刷

□书　　号　ISBN 978-7-5487-5597-5

□定　　价　69.00 元

序

随着社会和经济的高速发展，人们的生活方式发生了巨大变化。同时，熬夜人群显著增多。据有关数据统计，过去10年，我国人均每晚睡眠时长缩短了将近2小时。睡眠时长缩短不仅会给身体健康带来危害，还会导致皮肤问题。本书中将这种由于长时间熬夜、缺乏睡眠而导致的肌肤状态，定义为“熬夜肌”。

对于饱受“熬夜肌”问题困扰的消费者而言，他们非常需要正确认识“熬夜肌”问题，并找到相应的解决方案。这样不仅可以了解更多护肤知识，还可以防止由于不恰当的护肤方式或产品问题对皮肤造成二次伤害。但是，熬夜导致的肌肤问题及其解决方案不仅涉及生物、化学等多学科知识，还与皮肤科学、化妆品科学等相关。因此，向消费者进行科普需要兼顾专业性和通俗易懂，这并不容易做到。基于此，关于“熬夜肌”及其解决方案的书——《夜话“熬夜肌”》应运而生。

针对熬夜人群皮肤问题的表观现象已经有较多的文献报道，但是从机制层面解析熬夜与皮肤问题之间的关系，目前研究较少。作为具有12年化妆品功效机制研究及原料开发等美妆行业经验的科研工作者，本书的作者沐风牵头建立了国内首家专门研究“熬夜肌”的实验室。通过密切关注并收集消费者的皮肤问题及护肤方法，特别是面对日益严峻的“熬夜肌”问题，沐风团队进行了深入研究及探索，从表观层面、分子层面、基因层面探索熬夜肌肤问题的根源，努力为熬夜人群提供更科学的肌肤护理方案。由此，他们形成了在美妆领域的独到见解和熬夜肌肤问题的解决方案，其中部分研究成果已申请专利，并在产品中进行了应用。

最后，希望本书的出版能够提高消费者对“熬夜肌”问题的正确认识，并吸引更多的美妆从业者对“熬夜肌”问题进行研究，由此共同促进“熬夜肌”细分领域的健康、有序发展。

中国工程院院士　陈坚

2023 年 8 月

前言

近年来，随着人们生活节奏和习惯的改变，熬夜已经成为不容忽视的生活现象。中国社会科学院2021年12月21日发布的《社会蓝皮书》中所采用的中国大学生追踪调查数据显示：“熬夜”现象在大学生群体中非常普遍，近八成大学生晚上11点后睡觉。长期熬夜会导致各种肌肤问题(如干燥、敏感、衰老等)。这种由于长时间熬夜、缺乏睡眠等因素导致的处于亚健康状态的肌肤就叫“熬夜肌”。

目前市面上有许多介绍化妆品和皮肤科学的书，但是化妆品类的书侧重于化妆品的分类、功效和配方制作；皮肤学方面的书侧重于介绍皮肤生理、皮肤病理及皮肤护理；关于熬夜导致的问题性肌肤及其解决方案的书较少。因此，针对“熬夜肌”人群的问题，本书作者特通过收集资料编撰了本书，旨在探究“熬夜肌”问题产生的本质、聚焦“熬夜肌”的护理，系统性科普“熬夜肌”知识的同时方便熬夜人群快速找到适合自己的肌肤护理方案。

本书共分为5章。第1章主要科普睡眠及其作用，对熬夜进行了定义，告诉大家什么是熬夜及熬夜的危害。第2章通过对全国30个省(区、市)、200个城市的1万名消费者进行问卷调查得出了中国目前熬夜人群的现状，并对消费者的熬夜肌肤问题及深层护肤需求进行了分析。第3章则介绍了“熬夜肌”的一些理论知识，如生物钟和内分泌稳态的介绍，告诉大家熬夜导致皮肤问题的本质所在，同时对皮肤组织结构、生理功能进行了描述，使读者对皮肤结构与功能有一个宏观的认识。第 4 章则聚焦于对常见的“熬夜肌”问题（干燥、出油、痤疮、敏感、衰老、暗沉和黑眼圈）进行针对性分析，阐述问题性肌肤产生的原因及熬夜对其的影响，最后提供了护理建议及方案。第 5 章则对“熬夜肌”护理的现状和未来的发展进行了说明。

本书各章各有侧重点，以期将纷繁的“熬夜肌”问题与解决方案相结合，让大家高效、快速地获取想要的关于“熬夜肌”的护理知识，以更好地应对熬夜带来的皮肤问题。

本书在编写过程中得到了化妆品领域众多专家、学者和企业家的支持，在此表示衷心的感谢。

沐风

2023 年 8 月

目录

第 1 章

熬夜与睡眠

Staying up late and sleep

熬夜与睡眠

1.1 夜与生物钟

1.1.1 夜是如何产生的

我们生活的地球，自形成以来，就一直在自转并围着太阳公转（图 1-1）。

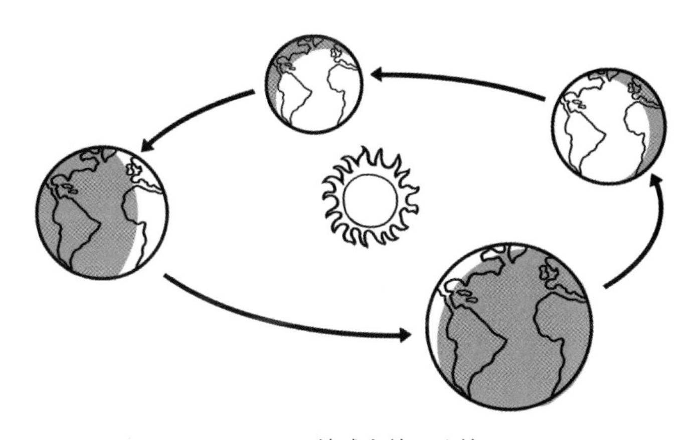

图 1-1 地球自转及公转

地球公转是地球绕太阳自西向东运动。地球自转是地球绕地轴自西向东转动，其周期为 1 天，我们每天经历的昼夜更替，看到的太阳东升西落，主要是由地球自转产生的。

地球本身是不发光、不透明的实心球体，但当阳光照射到地球上的某一点时，这个地方就会出现白昼，也就是我们通常所说的白天；而当这一点随着地球自转到背向太阳时，这个地方就会出现黑夜。如此日出日落，周而复始，便形成了昼夜交替现象。

1.1.2　生物钟

地球上的一切生物体，包括最原始的单细胞生物，都随着地球的昼夜更替（图 1–2）适时地发生变化，顺应昼夜更替进化着，以日为单位计时，合理地安排着生命活动。

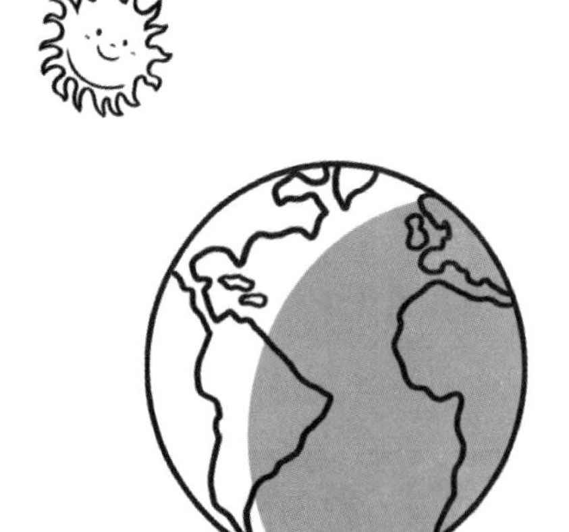

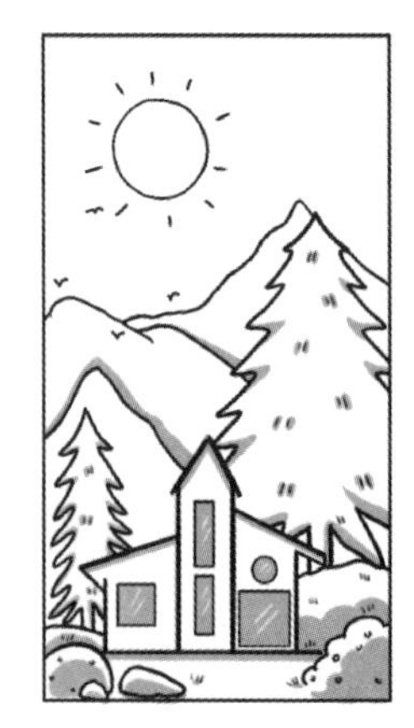

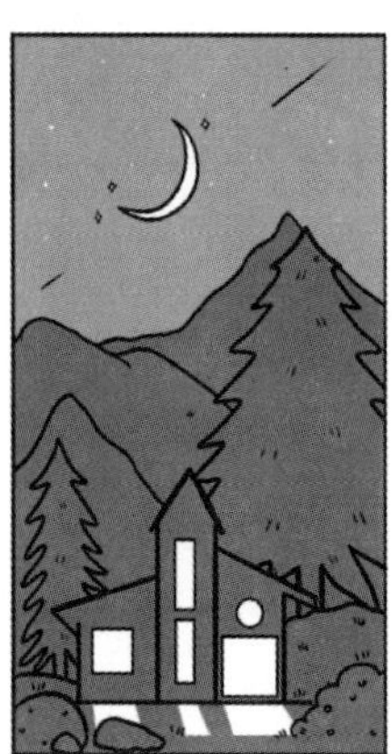

图 1–2　地球的昼夜更替

最终，每个生命体都有了自己独特的生物钟。

在植物中，比如含羞草，它的叶子会随着昼夜更替进行周期性的伸展和闭合。早上太阳升起后，含羞草的叶子感知到外界的光和热，便会伸展开叶子；等到傍晚时，太阳落下，空气中的湿度增加、温度降低，它的叶子就会闭合。

在动物中，比如招潮蟹，它的体色会随昼夜变化而变化。在夜晚时，招潮蟹体色较浅，呈现黄白色；而在黎明时，其体色开始变深，呈现深而鲜艳的体色，这种变化旨在更好地躲避天敌。

而人类，作为地球生物中的一员，为了应对和适应大自然，也有了自己的生物钟，形成了“日出而作，日入而息”的生物节律，而睡眠作为“息”的重要组成部分，成为对人类生物钟影响极大的环节。

1.1.3 睡眠对于人类的意义

人类一生中大约有三分之一的时间是在睡眠中度过的，但从科学的角度来看，人类为什么需要睡眠仍然是个谜。

科学家一直在寻找答案，并逐渐形成了四种常见的理论：不活动理论、能量守恒理论、恢复理论和大脑可塑性理论。

● 不活动理论

不活动理论也称为适应理论或进化理论，是最早的睡眠理论之一。该理论认为睡眠可以提高生物的存活率，尤其在生物体特别脆弱的时候能使其免受伤害，从而得以生存。比如某些动物，到了夜晚看不清周围环境，贸然走动容易被捕猎者捕食，采用睡眠的模式可以让自己在有危险的时间段内处在较为安全的洞穴里。这种行为策略最终进化成了我们现在所认知的睡眠。

● 能量守恒理论

能量守恒理论认为，睡眠的主要功能是在白天或夜晚的部分时间，特别是在寻找食物效率最低的时候，减少个人的能量需求和消耗。研究表明，睡眠时能量代谢显著降低(人类的能量代谢降低了10%，其他物种则降低得更多)，且与清醒时相比，睡眠时的体温和热量需求都显著降低，即睡眠能帮助我们减少消耗，保持能量平衡。

● 恢复理论

恢复理论认为，睡眠可以帮助人体自我修复，还能帮助补充人体新陈代谢所需的能量和物质。近年来，从人类和动物研究中收集到的经验证据能够支持这个观点。其中最令人震惊的是，动物在进行完全剥夺睡眠的实验后，会失去所有的免疫功能，并在短短几周内死亡。而身体的许多主要恢复功能，如肌肉生长、组织修复、蛋白质合成和生长激素释放等，大多发生在睡眠期间。这也进一步支持了这一理论。

● 大脑可塑性理论

大脑可塑性理论认为，睡眠是神经重组和大脑结构与功能发育的必要条件。睡眠对婴儿和儿童的大脑发育起着重要作用，这也解释了为什么婴儿每天必须睡 14 个小时以上，而且其中大约一半的时间为快速动眼期(这一睡眠阶段有助于记忆形成和巩固，促进大脑的成熟发育)。在成年人中，睡眠和大脑可塑性之间的联系也较为明显，睡眠和睡眠剥夺对比实验展示出的对人们学习和执行各种任务的能力的影响可以验证这一联系。

当然，这些理论或多或少都存在一些缺陷，无法解释睡眠的所有问题，科学家们也普遍认为目前仍没有任何一个单一的理论可以解释已知的关于睡眠的一切现象，但是从这些理论中我们可以知道，在千百万年的进化中，睡眠对人类具有不可替代的作用。

那么，睡眠到底是怎样影响人类生活的呢?

• 帮助大脑清理代谢废物

当人类身体进入睡眠状态后，大脑便开始“洗澡”，血液会周期性地大量流入和流出大脑(图 1-3)。而每当血液大量流出时，脑脊液就会趁机涌入，开始对大脑进行“大扫除”，帮助排出毒素和代谢废物，比如导致阿尔茨海默病的β-淀粉样蛋白等。这样，等我们睡醒后便能拥有一个感觉清爽的大脑。

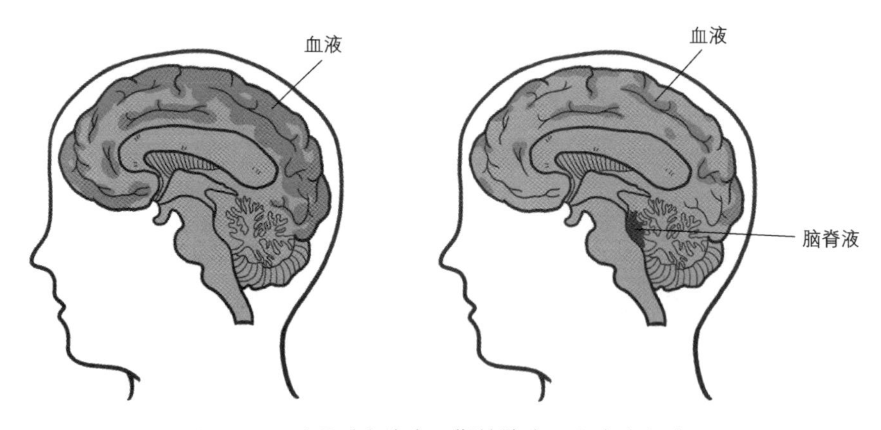

图 1-3　睡眠时血液会周期性地流入和流出大脑

- 提高免疫力

当身体进入睡眠状态时，人体的免疫系统会加速运转，免疫细胞的活性会显著增强，并促进细菌素的分泌，以此来保护身体不受外来物的干扰。

研究发现，对存在睡眠障碍的人施行催眠干预后，受试者血液中免疫细胞的水平明显升高。进一步研究表明，血液中的T淋巴细胞、B淋巴细胞和CD8T细胞的水平存在周期性的规律(图1-4)。

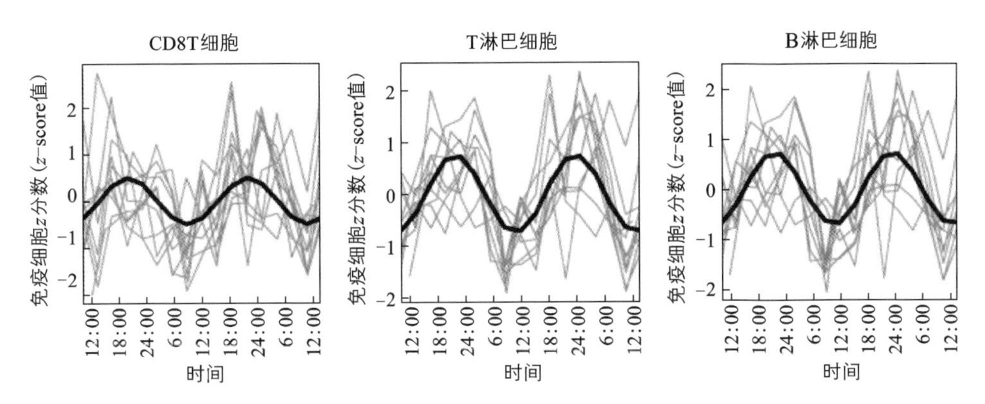

图1-4 血液中CD8T细胞、T淋巴细胞和B淋巴细胞的水平随时间变化的曲线

引用：ACKERMANN K, REVELL V L, LAO O, et al. Diurnal rhythms in blood cell populations and the effect of acute sleep deprivation in healthy young men[J]. Sleep, 2012, 35(7): 933-940.

- 调控新陈代谢

睡眠期，人体体内帮助控制食欲的瘦素分泌量会升高(图1-5)，而瘦素分泌增加，人体就不会有饥饿感。因此，睡眠可以很好地调控人体的新陈代谢。

此外，睡眠还会对心脏、循环系统、呼吸系统、内分泌系统甚至生殖系统等产生影响。可以说，只有拥有良好的睡眠，才能拥有健康长寿的人生。

然而，随着时代的发展，睡眠的“天敌”——熬夜出现了。

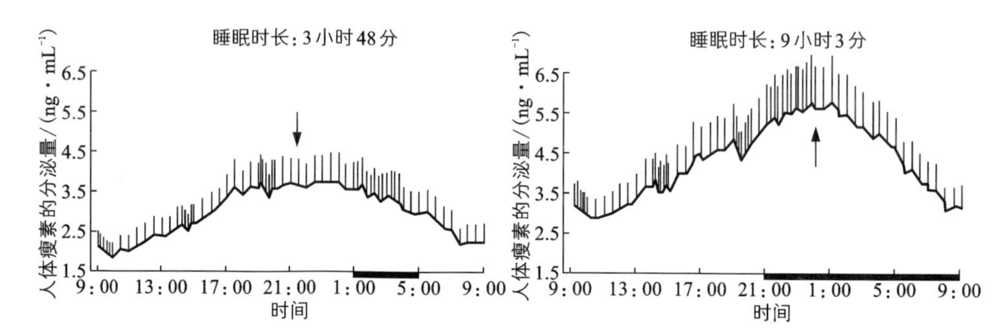

图1-5 睡眠时人体内瘦素水平的变化(睡眠时长9小时3分人体内的瘦素水平比睡眠时长3小时48分的要高)

引用：SPIEGEL K, LEPROULT R, L'HERMITE-BALÉRIAUX M, et al. Leptin levels are dependent on sleep duration: relationships with sympathovagal balance, carbohydrate regulation, cortisol, and thyrotropin[J]. The Journal of Clinical Endocrinology & Metabolism, 2004, 89(11): 5762-5771.

1.2 重新认识熬夜

1.2.1 熬夜的出现

如果要用一句话去概括农耕时代人们的作息规律，那么“日出而作，日入而息”显然很合适。注意，这里的“息”并不是指太阳一下山就去睡觉，而是类似现代的打卡下班。根据《汉书·律历志》的说法，人们大概“二更(21:00—23:00)左右睡，五更(3:00—5:00)左右醒”，古人的作息特点可以用“早睡早起”来概括，是比较健康、规律的作息。

在农耕时代，白天的时间较为宝贵，人们需要充分利用白天的时间进行耕种，因此常常会在天亮前起床，并在天亮时赶到耕地上开始干活；而到了夜晚，由于时代的限制，照明设备(如灯、烛)尚未普遍使用，夜间娱乐项目匮乏，再加上早起带来的疲惫感，人们自然而然形成了早睡的习惯。

或许有人会问：从战国时代就有油灯了，古人也写出了“昼短苦夜长，何不秉烛游”的诗句，那么古代人是否也有我们所不知道的熬夜习惯呢？从古书记载来看，当时生产力水平有限，油灯使用成本较为高昂，并非普通人所能承担的；即便是权贵阶级，使用油灯也受到一定的限制，达不到通宵达旦使用的程度。因此，对于大部分古人而言，早睡早起才是当时普遍的生活习惯，熬夜对他们来说还是个陌生的概念。

但进入工业社会后，尤其在19世纪后期，随着价格低廉的煤气灯和电灯的推广，休息已经不再是夜晚的唯一选择，人们逐渐有了夜生活，努力把夜晚的时间利用起来，甚至成了当时人们的快乐源泉之一。此后，熬夜现象便越来越普遍。

1.2.2　怎样算熬夜?

“现在是晚上10点，离这届年轻人入睡还有4小时。”在某社交平台上，关于“报复性熬夜”的话题引发热议。网友们留言倾诉，白天属于自己的时间太少了，晚上不熬夜的话“不甘心”。相似的话题“晚睡晚起，睡满8小时算不算熬夜”冲上热搜榜，阅读量高达4亿人次。关于熬夜，仿佛有聊不完的话题，特别是在生活和工作方式发生巨大变化的今天，熬夜与我们的距离越来越近。

但如果被问到什么是熬夜，相信大多数人会迟疑几秒。

《新华字典》中“熬夜”的释义为“因事通宵或至深夜忍困不眠”。“熬夜”出自《清平山堂话本·快嘴李翠莲记》。通宵不睡算熬夜，还好理解，但是关于“深夜忍困不眠”就存在争议了。每个人的作息规律都不尽相同，不同的年龄段睡眠规律也不一样，所以对于什么算熬夜也存在较多分歧。

不少人觉得晚上11点不睡就算熬夜，也有人觉得睡不够8小时就算熬夜，甚至有人说是通宵不睡才算熬夜……那究竟什么算熬夜呢?

这个问题的答案，其实科学家们一直在探索。经过长期的跟踪研究，目前学术界初步形成了三种关于熬夜定义的主流理论。

● 睡眠不规律是熬夜

2020年3月23日，美国印第安纳州圣母大学研究团队做了一项耗时4年的调查，以平均年龄为18岁的557名在校大学生为研究对象，记录并分析了受试者的255736次睡眠时间及就寝过程中的静息心率(resting heart rate，RHR)。静息心率是指在清醒、不活动的安静状态下，每分钟心跳的次数。这里的“不活动”当然不只是指完全躺在床上不动，像熬夜刷视频、玩手游这种轻微活动也包括在内。

一般认为，较高的 RHR 是增加心血管疾病风险的独立因素，也是熬夜对健康的影响的关键表征。人类心跳每分钟增加 1 次，死亡风险增加 3%，心血管疾病风险增加 1%。

研究对比分析了受试者近 4 年来的早睡、晚睡和正常睡眠（日常规律性睡眠时间）时的平均心率，结果发现：

（1）正常睡眠时的 RHR 是最低的，而晚睡或者早睡时的 RHR 都会比正常睡眠时的高。

（2）晚睡 30 分钟对 RHR 影响不大，RHR 增加的幅度在 10%左右；但是晚睡时间超过 1 小时，RHR 增加的幅度为 40%左右；晚睡 3 小时，RHR 增加幅度在 200%以上。

（3）早睡参与者的 RHR 同样显著高于规律性睡眠参与者的 RHR。

通过此项研究可以发现，如果未形成规律性睡眠，那么无论是早睡还是晚睡，都会对人体 RHR 产生影响。

同时，有研究表明，夜间工作者或轮班工作者，身体质量指数（BMI）和肥胖的可能性都比正常人要高，对内分泌也有不良的影响。2007 年，世界卫生组织国际癌症研究机构（IARC）直接将熬夜（涉及昼夜节律打乱的轮班工作）归为 2A 类致癌因素。另外，2016 年，Taylor 及其团队在《睡眠》（*Sleep*）杂志上发表了一篇关于非轮班工作者的睡眠时间变异性与代谢健康之间关系的文章。在观察 48~58 岁的中年女性的睡眠行为中，作者发现，睡眠时间越不固定，人体内葡萄糖摄取和利用的效率就越低，这会导致身体中血糖含量升高，使人患上代谢综合征和 2 型糖尿病的概率显著增加。

值得一提的是，测试者发现受试者周末与工作日的作息时间差距过大是导致其糖调节受损的原因，所以即使是周末我们最好也保持与工作日一致的睡眠时间，这样才能有利于身体健康。

● 睡眠时长不够是熬夜

2021 年 7 月，国际医学期刊《行为医学年鉴》发表的一项研究表明，连续 3 天晚上睡眠时间少于 6 小时，就足以导致身心健康恶化。美国南佛罗里达大学的助理教授 Soomi Lee 对 1958 名相对健康且受过良好教育的中年人的睡眠情况进行了为期 8 天的实验，参与者的睡眠时间需要连续 8 天少于 6 小时，以此来检验睡眠时间不够是否会出现身体或精神上的不良症状（图 1-6）。

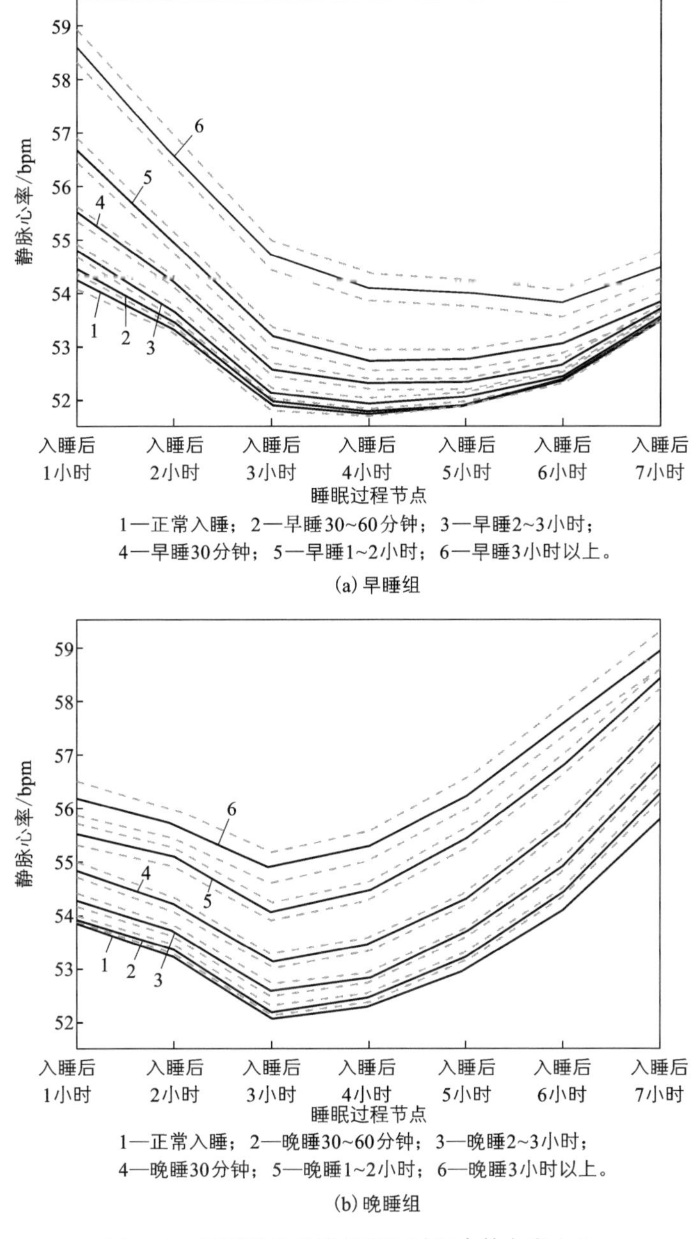

图 1-6　早睡组和晚睡组睡眠过程中的心率变化

引用：FAUST L，FELDMAN K，MATTINGLY S M，et al. Deviations from normal bedtimes are associated with short-term increases in resting heart rate[J]. NPJ Digital Medicine，2020，3(1)：39.

结果显示，由于睡眠时长不足，参与者会产生愤怒、紧张、孤独、易怒和沮丧等负面情绪，此外还表现出了更多的身体不良症状，例如上呼吸道问题、肌肉疼痛、胃肠道问题和其他健康问题。这些症状的数量通常会在一夜睡眠不足后增幅最大，而随着连续睡眠不足，精神和身体问题也呈现不断恶化的趋势（图 1-7）。

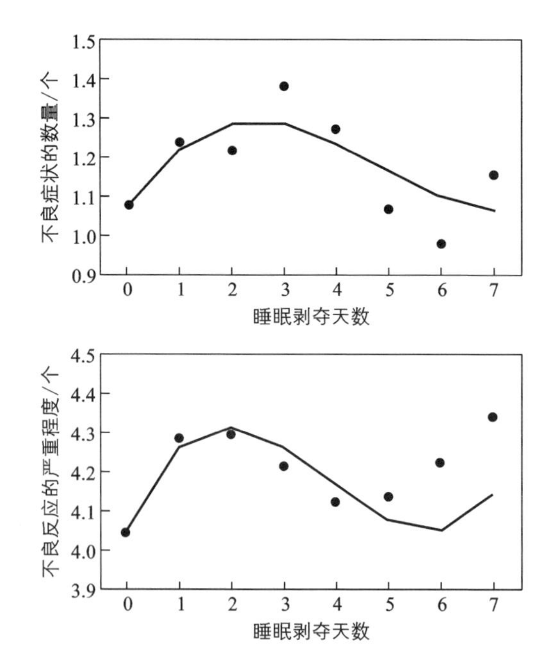

图 1-7　睡眠剥夺的天数与受试者报告的身体不良症状数量的关系

引用：LEE S. Naturally occurring consecutive sleep loss and day-to-day trajectories of affective and physical well-being[J]. Annals of Behavioral Medicine，2022，56(4)：393-404.

Tips：睡眠不足的不利影响

睡眠不足可导致大脑认知层面的问题

2022 年 4 月 28 日，国际权威期刊 *Nature Aging* 发表的一项研究表明，最佳睡眠时间约为 7 小时，睡眠时间不足和过多都与认知能力下降显著相关。上海复旦大学和英国剑桥大学研究团队对英国生物银行 39692 名员工进行了脑成像分析，利用神经影像学数据研究了睡眠时间与大脑结构之间的关系，经过 11 年的跟踪研究最终发现最佳睡眠时间约为 7 小时。

文章指出，平均睡眠时间为(7.15±1.05)小时的受试者，认知功能和心理健康之间存在着有益关联；睡眠时间不足或过多与心理健康症状(焦虑、抑郁、躁狂、精神痛苦、自残行为、心理创伤、幸福感不足)、认知功能(智力、数字记忆、配对匹配识别、反应时间、跟踪能力)不佳之间存在正相关关系，即睡眠时间不足或过长会影响人的记忆力和反应能力。同时通过对大脑结构的检测，发现睡眠时间持续不足或过长与较小的脑容量、面积和厚度有关。

睡眠不足可导致感染风险增加

2023 年 3 月 2 日，挪威卑尔根大学的研究人员在 *Frontiers in Psychiatry* 期刊上发表了一篇关于睡眠时长跟感染疾病关联性的文章。该研究发现，睡得太多或太少都更容易生病，睡眠时长为 7~8 小时的人被感染的可能性更低。

研究人员分析了挪威全科医生诊所候诊室的 1848 名患者，根据参与者的睡眠时长，分为<6 小时、6~7 小时(含 6 小时)、7~8 小时(对照组，含 7 小时)、8~9 小时(含 8 小时)、>9 小时；通过问卷收集了参与者的睡眠问题、睡眠持续时间、昼夜节律偏好及过去 3 个月内的感染情况。结果显示：与睡 7~8 小时的人相比，每晚睡眠不足 6 小时的人，感染风险增加了 27%，使用抗生素风险增加了 57%；而睡眠超过 9 小时的人，感染风险更高，增加了 44%。

睡眠不足可导致心血管疾病

2022 年发表在 *Journal of the American Heart Association* 的一项研究显示，夜间睡眠时长与心血管疾病的相关性呈 U 形曲线：当夜间睡眠时长为 7~9 小时时，得心血管疾病的风险降到最低；然后随着睡眠时间的增加或减少，风险呈上升趋势。与夜间睡眠时长为 7~9 小时的相比，夜间睡眠时长<7 小时时，得心血管疾病的风险增加 14%；夜间睡眠时长≥10 小时时，得心血管疾病的风险增加 10%。

因此，睡眠时长不足会影响人体健康。良好的睡眠不仅体现在睡眠时间的规律性上，也体现在睡眠时长上，那么到底需要睡多久才是合适的呢？

美国国家睡眠基金会 2015 年发表在《健康睡眠》杂志上的文章指出，不同年龄段的人对睡眠时长要求是不一样的：青年人的推荐睡眠时间为 7~9 小时。2019 年由国务院发布的《健康中国行动（2019—2030 年）》也指出，2022 年和 2030 年目标值，成人每日平均睡眠时间要保持在 7~8 小时。

表 1-1 所示是不同年龄段推荐睡眠时间，供各年龄段人群比对参考。

表 1-1　不同年龄段推荐睡眠时间

年龄段	推荐睡眠时间/小时	合适的睡眠时间/小时	不建议的睡眠时间/小时
新生儿（0~3 月）	14~17	11~13 或 18~19	少于 11 或多于 19
婴儿（4~11 月）	12~15	10~11 或 16~18	少于 10 或多于 18
幼儿（1~2 岁）	11~14	9~10 或 15~16	少于 9 或多于 16
学龄前儿童（3~5 岁）	10~13	8~9 或 14	少于 8 或多于 14
学龄儿童（6~13 岁）	9~11	7~8 或 12	少于 7 或多于 12
青少年（14~17 岁）	7~9	6 或 10~11	少于 6 或多于 11
成年人（18~64 岁）	7~9	6~10	少于 6 或多于 10
老年人（大于 65 岁）	7~8	5~6 或 9	少于 5 或多于 9

引用：HIRSHKOWITZ M，WHITON K，ALBERT S M，et al. National sleep foundation's sleep time duration recommendations：methodology and results summary[J]. Sleep Health，2015，1(1)：40-43.

● 入睡时间过晚是熬夜

2021 年 4 月，杂志 *Sleep Medicine* 上刊登了一项调研，研究人员对 21 个国家的 112198 名参与者进行了 9 年零 2 个月的前瞻性随访，对就寝时间和各大疾病之间的关联进行了研究。

研究人员把参与者分为三组，分别为晚上 10 点之前入睡的早睡组、晚上 10—12 点入睡组、12 点之后入睡的晚睡组，然后对他们进行观察随访。结果显示，早睡者和晚睡者都有较高死亡或重大心血管事件的风险，尤其是晚睡者的死亡风险增加了 11%。

因此，入睡时间确实会对身体产生一些不健康的影响。那几点睡觉就算熬夜呢？

2021 年由牛津大学等团队在欧洲心脏病学会旗下杂志 *European Heart Journal-Digital Health* 上刊登的一项最新队列研究对英国生物标本库招募的

103679 名参与者进行了调查随访，深入探究入睡时间与患心血管疾病风险之间的关系。

研究结果(图 1-8)显示：晚上 10—11 点(22 点—23 点)之间睡觉，可以降低患心血管疾病的风险，而在凌晨(晚上 12 点及以后)入睡患病风险最高。具体来说，与晚上 10—11 点入睡的人相比：

(1)晚上 12 点后入睡的人，心血管疾病风险要高出其 25%。

(2)晚上 11—12 点入睡的人，患心血管疾病风险要高出其 12%。

(3)晚上 10 点前入睡的人，患心血管疾病风险高出其 24%。

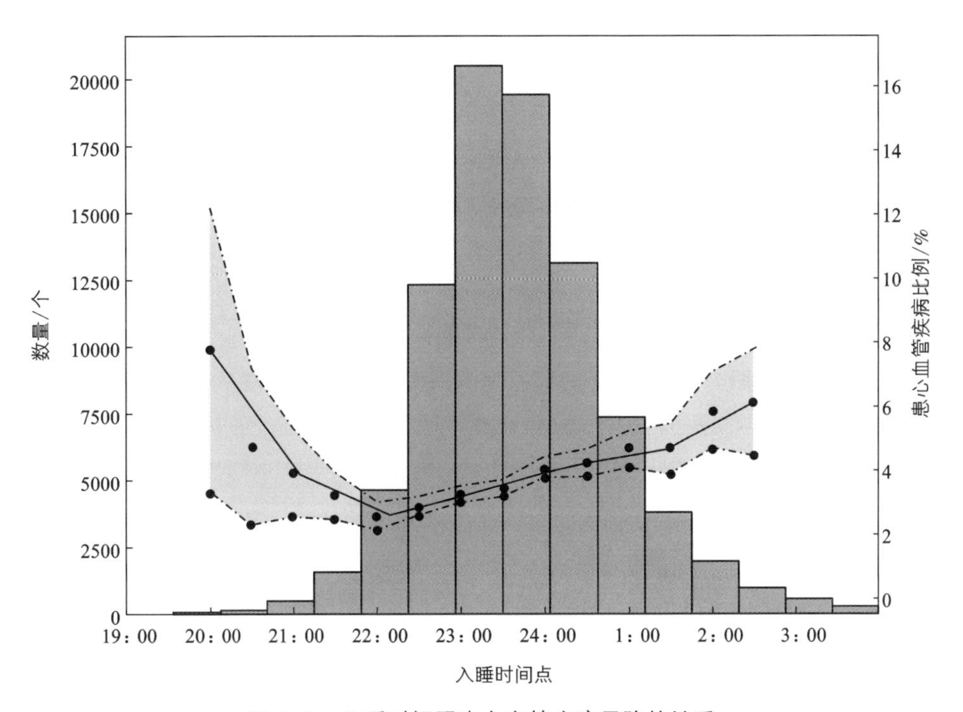

图 1-8　入睡时间跟患心血管疾病风险的关系

引用：NIKBAKHTIAN S，REED A B，OBIKA B D，et al. Accelerometer-derived sleep onset timing and cardiovascular disease incidence：a UK Biobank cohort study[J]. European Heart Journal-Digital Health，2021，2(4)：658-666.

同年，西安交通大学第二附属医院研究人员在《美国心脏学会杂志》上发表的一项基于美国睡眠心脏健康研究的分析也提示：工作日晚睡和晚起(晚上 11 点后睡觉和早上 8 点后才起床)，慢性心力衰竭风险均显著增加，入睡时间过晚不仅对心血管造成影响，还会导致心力衰竭的发生(图 1-9)。

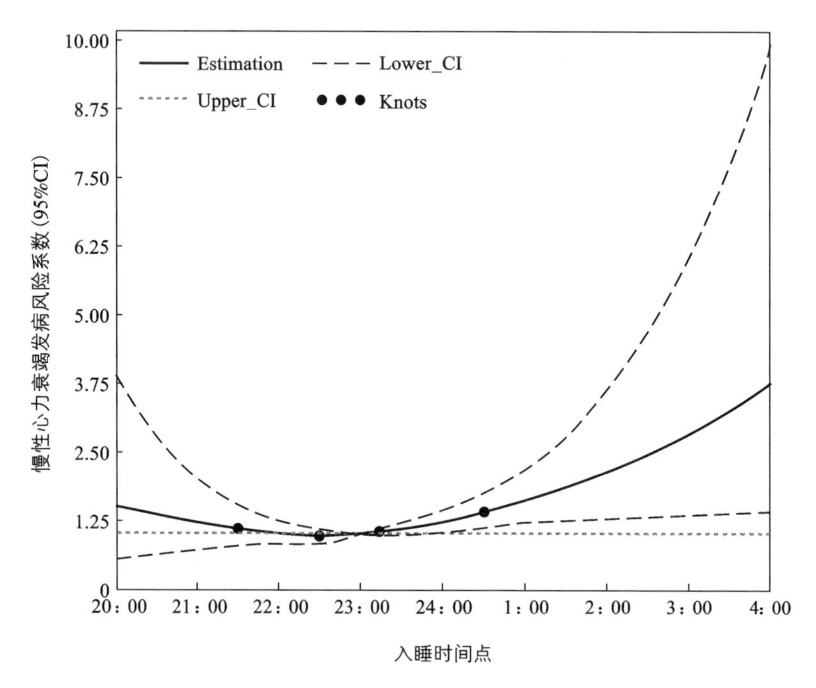

图 1-9　工作日入睡时间跟慢性心力衰竭风险的联系

引用：YAN B，LI R H，LI J M，et al. Sleep timing may predict congestive heart failure：a community-based cohort study[J]. Journal of the American Heart Association，2021，10(6)：e018385.

此外，受生物钟的影响，人体在晚上 10 点后会分泌一种叫褪黑素的激素(图 1-10)，有利于促进人体进入睡眠状态。如果在夜晚本该进入睡眠休息的时间而不睡，人体的生物钟就会受到影响，长此以往会造成昼夜节律的紊乱，对健康造成影响。若是长时间在晚上 12 点以后还未入睡，则会对睡眠质量产生影响。对于年纪较大的人及失眠患者来说，更是如此。

考虑到文献研究的推荐入睡时间和进入睡眠状态前的过渡时间，现实生活中大多数需要 7 点起床的工作者，若是超过晚上 11 点睡觉就算熬夜了，科学的推荐睡眠时间为晚上 10—11 点。这既契合与生俱来的昼夜节律，也能保证有效的睡眠时间。

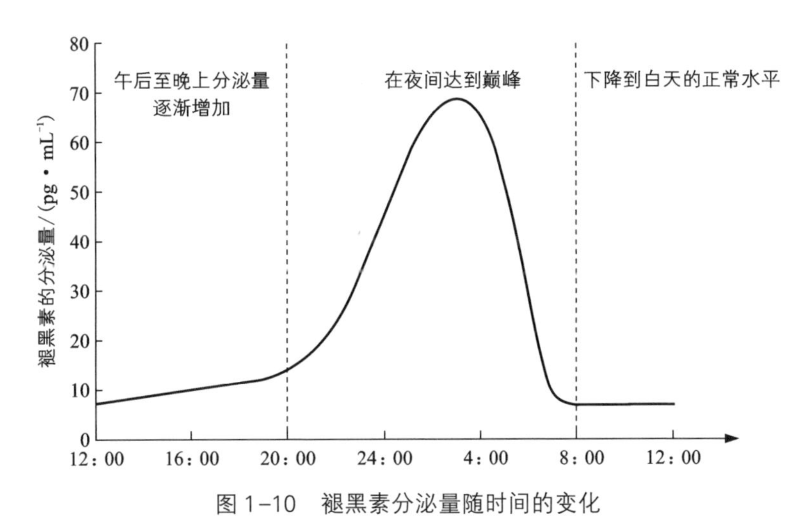

图 1-10　褪黑素分泌量随时间的变化

引用：WAHL S，ENGELHARDT M，SCHAUPP P，et al. The inner clock—Blue light sets the human rhythm[J]. Journal of Biophotonics，2019，12(12)：e201900102.

1.3　“熬夜”影响睡眠的深层原因

你是否想过：我们大多数人白天保持清醒工作，而夜晚则进入睡眠状态，这种作息规律背后是由什么在操控呢?

上一节我们从入睡时间、时长和规律定义了熬夜及其带来的问题，而这一节我们将揭示熬夜对睡眠的深层影响——熬夜影响睡眠的机制，即昼夜节律系统和内稳态系统。这两大系统共同控制着觉醒和睡眠的交替发生，并直接影响着我们的睡眠质量。

1.3.1　昼夜节律系统

昼夜节律是生物钟的一种，它在 24 小时内规律性地调节和控制睡眠周期。许多生命活动和生理功能都受到昼夜节律的调控，包括中枢神经系统活动、自主神经系统活动、内分泌功能、代谢功能和免疫功能等。

作为控制睡眠的主要因素之一，昼夜节律是一套适应昼夜变化而调节自身生理和行为活动的模式。因此，它受到外界因素的影响，比如日光、温度和进食时间等。当细胞接收到白天的信号(日光)时，就会相应地启动一套有序的基因表达程序，提醒机体“天亮了，该醒醒了”；而当眼睛不接收光时，在节律基因的驱动下会产生促进机体变得疲倦的激素，使人更容易入睡，从而调节我们的睡眠周期。

熬夜实际上是一种破坏生物节律调节的行为。它强行改变我们机体既定的“程序”，引起一系列不良反应。每个人的昼夜节律都不完全相同，通常可分为以下三种类型：

早鸟型：这类人早睡早起，符合传统的养生作息。他们在中午前精神特别好，下午稍有下滑。如果能适当午睡，可以保持全天精力充沛的状态。

夜猫子型：这些人晚睡晚起，往往感觉睡眠不足。他们上午可能会觉得精神不振，下午会有好转。

中间型：介于早睡和晚睡之间，由于睡眠时间不固定，他们白天的状态也会飘忽不定。

在保持昼夜节律正常的情况下，这三种节律类型并没有好坏之分，只要保持下去就是健康的状态。

1.3.2 内稳态系统

睡眠除了受昼夜节律系统调节外，还具有一定程度的稳态调节能力，表现在睡眠内稳态系统的调控上。

随着清醒时间的延长，机体驱使睡眠及恢复平衡的动力变得更强。大脑中会产生一种让人想睡觉的物质，即腺苷等物质，从而造成“睡眠压力”。随着清醒时间的延长，腺苷积累逐渐增多，当腺苷积累到一定程度时，人会有“眼皮打架、犯困”的感觉，自然而然地想要睡觉；反之，如果睡眠时间不足，腺苷得不到有效消耗，机体就会充满疲劳感，严重时会导致精神状态出现问题。因此，为了达到睡眠平衡，我们需要保证充足的睡眠时长。

正常的睡眠周期和充足的睡眠时长对我们至关重要，而长期熬夜则会破坏睡眠平衡。然而，仅仅不熬夜并不能保证拥有良好的睡眠。睡眠并不是简单的闭眼睁眼的过程，它具有自己的“使命”。睡眠拥有自己的周期，在不同的周期中完成不同的功能。

● 睡眠周期

人体的睡眠过程是由浅入深的循环，分为快速动眼期(REM)和非快速动眼期(NREM)，其中NREM包含N1~N4阶段。N1是入睡期，此时肌肉放松，内脏器官平稳；随后进入浅睡期(N2)，人体在这个阶段易于醒来；接着进入熟睡期(N3、N4)，此时人的意识"消失"，进入较深沉的睡眠状态(深度睡眠状态)。

一个完整的睡眠周期(图1-11)，持续约90分钟，例如从晚上11点到12点半。我们会经历多次这样的睡眠周期(大约5次)。在每个睡眠周期中，我们快速地从清醒状态进入深睡眠，然后从深睡眠的N4阶段回到N1阶段，最后进入快速动眼期(REM)，完成整个循环。

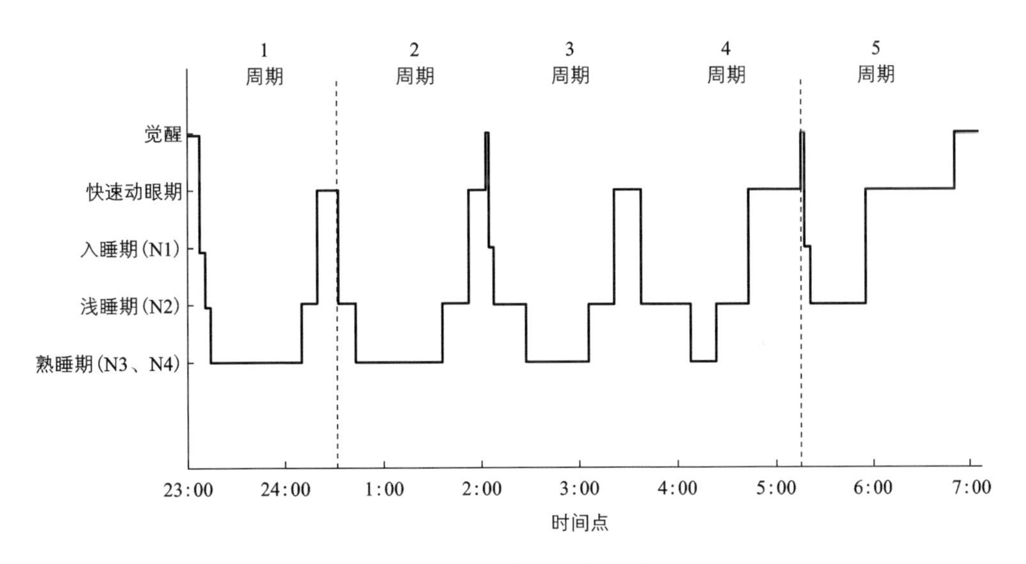

图1-11　完整的睡眠周期

一方面，快速动眼期(REM)睡眠在创造力发挥中扮演着重要角色。它能收集并存储大脑中白天接触到的碎片元素，尤其是那些引起情感波动的元素，形成生动梦境。适宜的REM睡眠对身体健康非常有益。它不仅有助于清理大脑垃圾，促进大脑发育，还能增强记忆力和智力。研究发现，婴儿在REM睡眠期间，大脑蛋白质合成明显增加，这有利于大脑神经系统的成熟，有助于生长发育。

另一方面，非快速动眼期(NREM)睡眠主要让大脑休息和恢复，同时分泌生长激素等。在一个正常的睡眠周期内，我们会进入深度睡眠，这对提高整体睡眠质量至关重要。

快速动眼期(REM)和非快速动眼期(NREM)在一个完整的睡眠周期中都发挥着各自的作用。深度睡眠和浅睡眠对我们都很重要。当然，有少数人较特殊，据媒体报道，他们可以仅睡 4 个小时，却能保持一整天的高效。然而，对于大部分人来说，睡眠不足是不可取的，因为睡眠不足可能导致阿尔茨海默病、卒中、癌症、糖尿病、心脏病等多种疾病，严重影响身体健康。

因此，想要拥有一个好睡眠，我们需要做到以下几点：

(1)保持正常的睡眠规律，让生物钟正常运转。

(2)保持充足的睡眠时长，确保拥有完整的睡眠周期。

(3)保证优良的睡眠质量，让睡眠的各个周期发挥最大作用。

1.4　小结

在千百万年的进化过程中，睡眠扮演着不可替代的角色。昼夜节律(生物钟)和内稳态系统(睡眠平衡)在调节睡眠和觉醒的发生与维持方面起着关键作用，直接影响着我们的睡眠质量。然而，熬夜打破了正常的睡眠周期，睡眠时长受影响，导致昼夜节律和内稳态系统紊乱，进而引发一系列问题。

虽然个体之间存在差异，且目前并没有精确的何时睡觉算熬夜的定义，但是研究表明出现以下情况时你可能已经陷入了熬夜状态：

(1)睡眠不规律且质量差。

(2)晚上 11 点后入睡。

(3)睡眠时间少于 7 小时。

因此，我们不应过于拘泥于何时睡算熬夜，而应更关注保持足够的睡眠时长，并养成规律的睡眠作息习惯。这才是最为重要的。

Tips：测测你的睡眠质量

有些人可能觉得，自己少睡一些问题不大，毕竟大学4年谁没熬过几个夜，对身体也没什么影响。但事实是，睡眠时间过少却不影响身体健康的人，其占比不到3%。许多声称“能少睡”的人，大多是适应了更糟糕的健康状况而不自知。

下面有一个测试工具供大家对自己的睡眠质量进行评估。

匹兹堡睡眠质量指数量表

匹兹堡睡眠质量指数（PSQI）量表是由美国匹兹堡大学精神科医生 Buysse 等人于1989年编制的，是目前经过验证和使用广泛的睡眠障碍评估量表之一，用于评定受试者最近1个月的睡眠质量。它既适用于睡眠障碍患者、精神障碍患者评价睡眠质量，也适用于一般人评估睡眠质量。国内外的睡眠测试大多数是采用这个测试方法。量表由9道题组成，前4道题为填空题，后5道题为选择题。总分范围为0~21分，得分越高，表示睡眠质量越差。测试内容如下。

下面一些问题是关于您最近1个月的睡眠情况，请选择或填写最符合您近1个月实际情况的答案。请回答下列问题。

1. 近1个月，晚上上床睡觉通常是________点。

2. 近1个月，从上床到入睡通常需要________分钟。

3. 近1个月，通常早上________点起床。

4. 近1个月，每夜通常实际睡眠________小时（不等于卧床时间）。

对下列问题请选择1个最适合您的答案。

5. 近1个月，因下列情况影响睡眠而烦恼：

a. 入睡困难（30分钟内不能入睡）（　　）

（1）无　（2）<1次/周　（3）1~2次/周　（4）≥3次/周

b. 夜间易醒或早醒（　　）

（1）无　（2）<1次/周　（3）1~2次/周　（4）≥3次/周

c. 夜间去厕所（　　）

（1）无　（2）<1次/周　（3）1~2次/周　（4）≥3次/周

d. 呼吸不畅(　　)

(1)无　(2)<1 次/周　(3)1~2 次/周　(4)≥3 次/周

e. 咳嗽或鼾声高(　　)

(1)无　(2)<1 次/周　(3)1~2 次/周　(4)≥3 次/周

f. 感觉冷(　　)

(1)无　(2)<1 次/周　(3)1~2 次/周　(4)≥3 次/周

g. 感觉热(　　)

(1)无　(2)<1 次/周　(3)1~2 次/周　(4)≥3 次/周

h. 做噩梦(　　)

(1)无　(2)<1 次/周　(3)1~2 次/周　(4)≥3 次/周

i. 疼痛不适(　　)

(1)无　(2)<1 次/周　(3)1~2 次/周　(4)≥3 次/周

j. 其他影响睡眠的事情(　　)

(1)无　(2)<1 次/周　(3)1~2 次/周　(4)≥3 次/周

如有，请说明。

6. 近 1 个月，总的来说，您认为自己的睡眠质量(　　)

(1)很好　(2)较好　(3)较差　(4)很差

7. 近 1 个月，您用药物催眠的情况(　　)

(1)无　(2)<1 次/周　(3)1~2 次/周　(4)≥3 次/周

8. 近 1 个月，您常感到困倦吗？(　　)

(1)无　(2)<1 次/周　(3)1~2 次/周　(4)≥3 次/周

9. 近 1 个月，您做事情的精力不足吗？(　　)

(1)没有　(2)偶尔有　(3)有时有　(4)经常

结果计算方法如下。

A. 睡眠质量

成分 A 计分(题目 6 的应答计分)：“很好”计 0 分，“较好”计 1 分，“较差”计 2 分，“很差”计 3 分。

B. 入睡时间

①题目 2 的应答计分：“≤15 分”计 0 分，“16~30 分”计 1 分，“31~60 分”计 2 分，“≥60 分”计 3 分。

②题目 5a 的应答计分:“无”计 0 分,“<1 次/周”计 1 分,“1~2 次/周”计 2 分,“≥3 次/周”计 3 分。

③成分 B 计分(累加题目 2 和题目 5a 的应答计分):若累加分数为“0 分”计 0 分,“1~2 分”计 1 分,“3~4 分”计 2 分,“5~6 分”计 3 分。

C. 睡眠时长

成分 C 计分(题目 4 的应答计分):“>7 小时”计 0 分,“6~7 小时”计 1 分,“5~6 小时”计 2 分,“<5 小时”计 3 分。

D. 睡眠效率

①床上时间=题目 3(起床时间)-题目 1(上床时间)。

②睡眠效率=题目 4(睡眠时间)/床上时间×100%。

③成分 D 计分:睡眠效率>85%计 0 分,75%~84%计 1 分,65%~74%计 2 分,<65%计 3 分。

E. 睡眠障碍

①题目 5b—5j 的计分:“无”计 0 分,“<1 次/周”计 1 分,“1~2 次/周”计 2 分,“≥3 次/周”计 3 分。

②成分 E 计分(累加题目 5b—5j 的计分):若累加分数为“0 分”计 0 分,“1~9 分”计 1 分,“10~18 分”计 2 分,“19~27 分”计 3 分。

F. 催眠药物

成分 F 计分(题目 7 的计分):“无”计 0 分,“<1 次/周”计 1 分,“1~2 次/周”计 2 分,“≥3 次/周”计 3 分。

G. 日间功能障碍

①题目 8 的计分:“无”计 0 分,“<1 周/次”计 1 分,“1~2 周/次”计 2 分,“≥3 周/次”计 3 分。

②题目 9 的计分,“没有”计 0 分,“偶尔有”计 1 分,“有时有”计 2 分,“经常有”计 3 分。

③成分 G 计分(累加题目 8 和题目 9 的得分):若累加分数为“0 分”则成分 G 计 0 分,“1~2 分”计 1 分,“3~4”分计 2 分,“5~6”分计 3 分。

PSQI 总分

PSQI 总分=成分 A 分数+成分 B 分数+成分 C 分数+成分 D 分数+成分 E 分数+成分 F 分数+成分 G 分数。

评分等级：

0~5分睡眠质量很好；6~10分睡眠质量还行；11~15分睡眠质量一般；16~21分睡眠质量很差。

感觉睡眠质量不好的读者，可以用这个方法自测一下，每天5~10分钟，科学自测自己的睡眠情况。如果睡眠质量一般，可以尽快采取相应的调节措施；如果睡眠质量很差，而且自我不能很好地控制，建议听取专业医生的建议。睡眠问题不容忽视，希望每位读者都可以拥有健康的睡眠。

夜深了还不想睡的理由有很多，然而熬夜玩手机、看信息、刷视频等行为可能会错过更多重要的东西，比如你的健康。本章通过对熬夜人群展开调研，重点关注国人的熬夜现状及熬夜后导致的具体问题。

第 2 章 国人熬夜现状

Chinese people's sleep patterns

国人熬夜现状

2.1 睡眠情况

2.1.1 睡得晚起得早，是作息常态

晚上 11 点至凌晨 1 点是集中入睡的时间段，4 点半至 7 点半则是集中起床的时间段(图 2-1)。

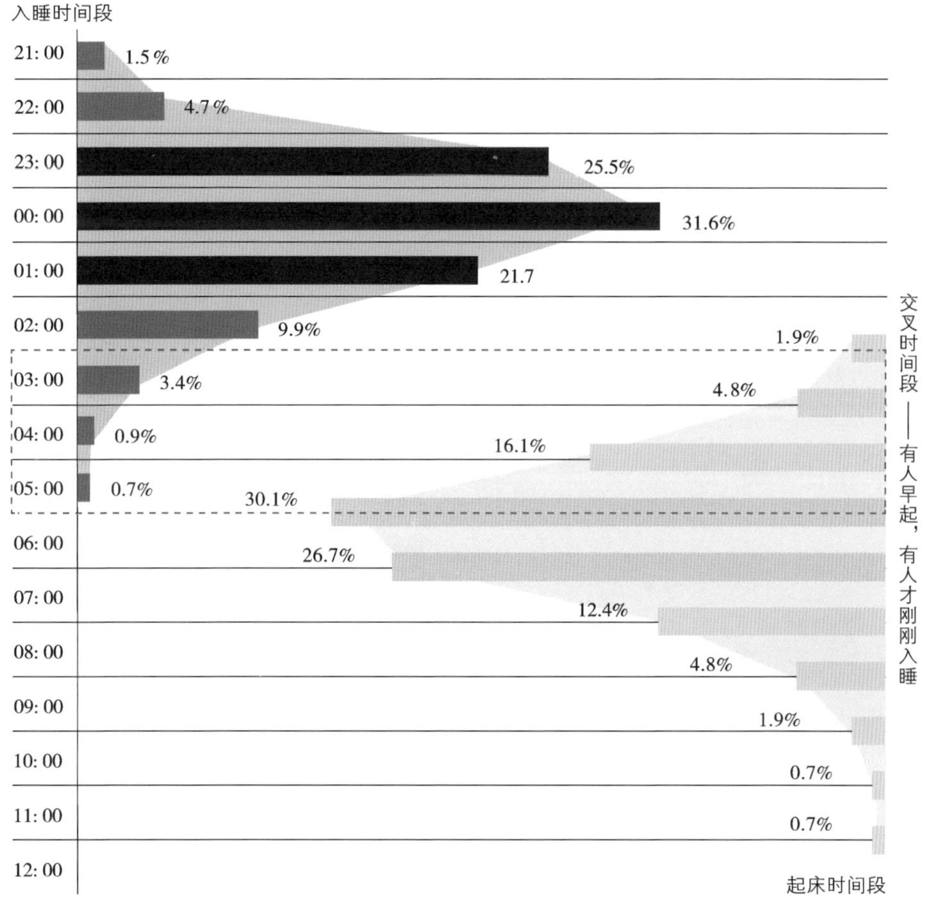

图 2-1　作息时间调查表

数据来源：TMIC 定量问卷调研，2023 年 5 月，调研样本数量 $N=10131$

2.1.2　越晚睡，越少睡

大部分人睡眠时长为 5~8 小时，入睡时间在凌晨 1 点之前。

睡眠时长越短的人，入睡时间越无规律，但总体睡得更晚。

睡眠时长越长的人，作息越不规律，入睡时间两极分化严重：有的晚上 11 点前入睡，有的凌晨 4 点才入睡(图 2-2)。

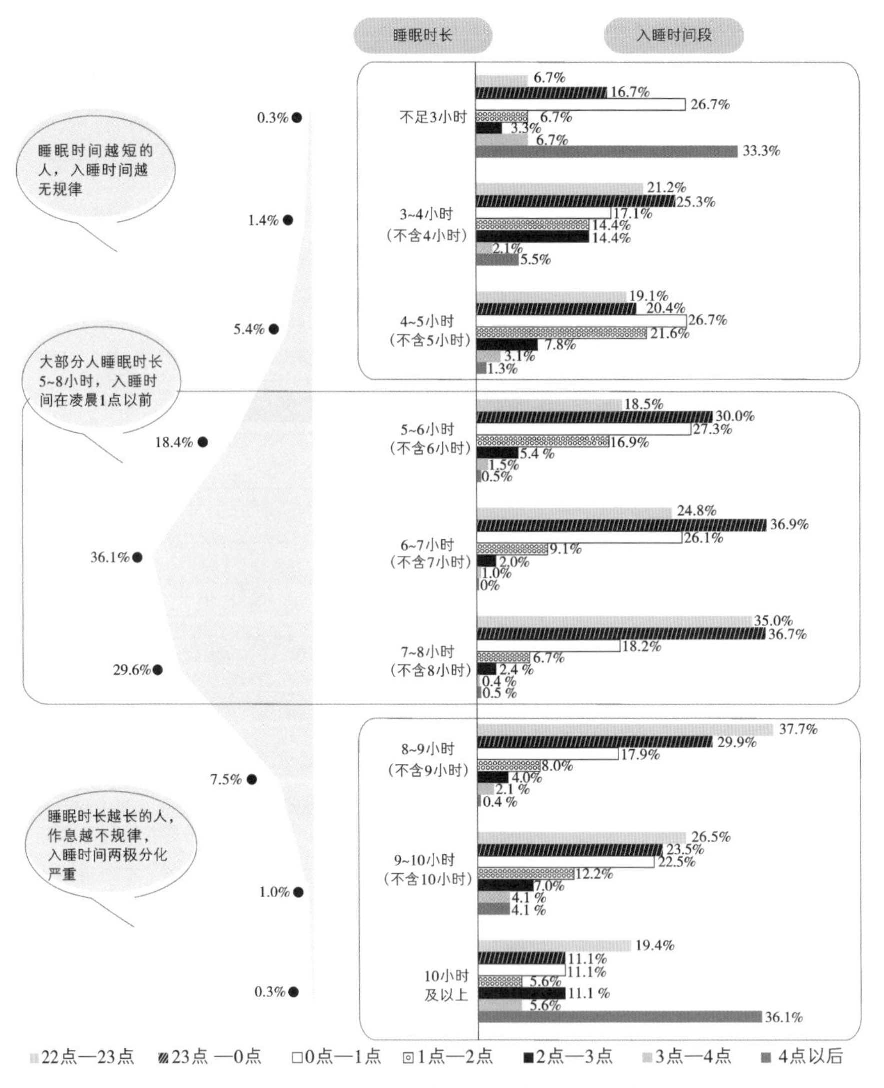

图 2-2　不同入睡时间段人群的睡眠时长

数据来源：TMIC 定量问卷调研，2023 年 5 月，N=10131

2.1.3 无论早睡晚睡，理想入睡时间与实际都有差别

晚上 10 点到凌晨 2 点入睡的人，普遍的理想入睡时间为晚上 10—11 点；凌晨 2 点后入睡的人希望早睡的心情更迫切，理想入睡时间和实际入睡时间差距大(图 2-3)。

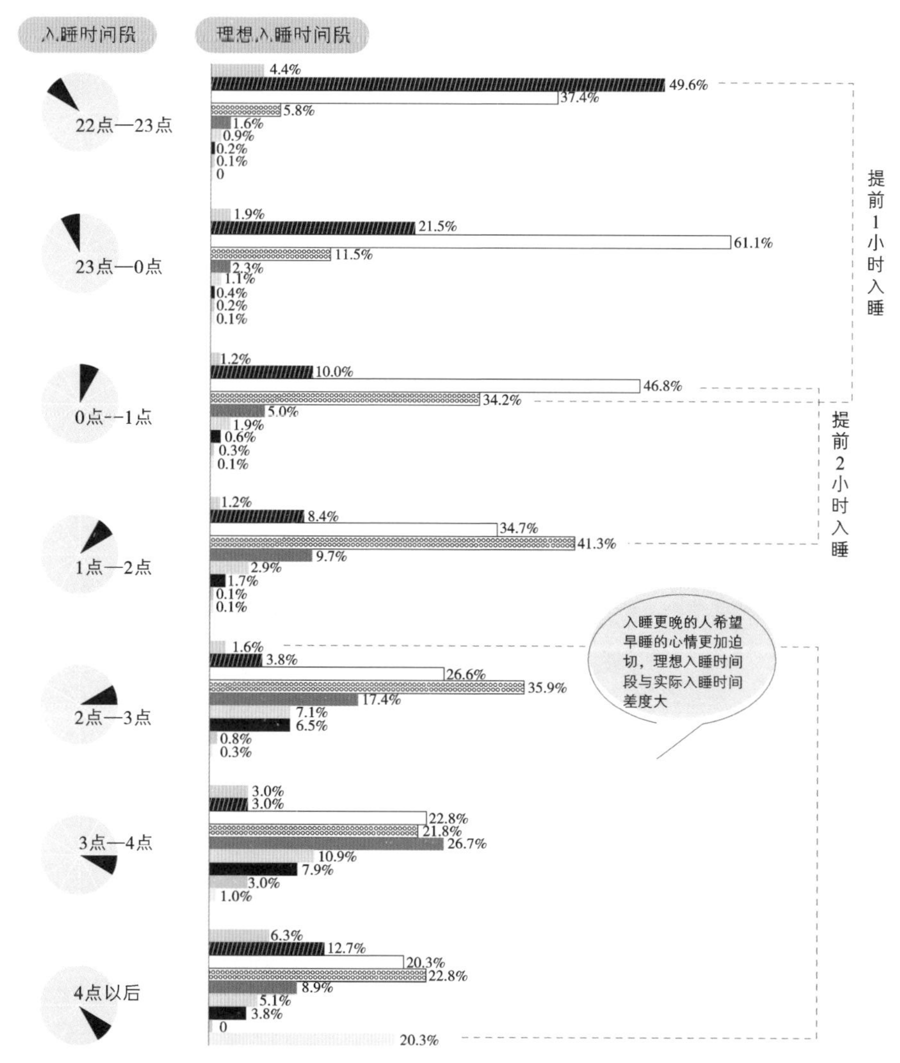

图 2-3　理想入睡时间和实际入睡时间对比图

数据来源：TMIC 定量问卷调研，2023 年 5 月，$N=10131$

2.1.4　无论早睡还是晚睡，超六成人希望改善熬夜情况

无论早睡还是晚睡，60%的人希望早点入睡，改善熬夜的情况。

一部分晚上10—11点入睡的人认为无须改变目前的作息时间，同时会用其他方式减少熬夜带来的危害；入睡更晚的人，如凌晨4点后入睡的人更希望能彻底改变熬夜的习惯(图2-4)。

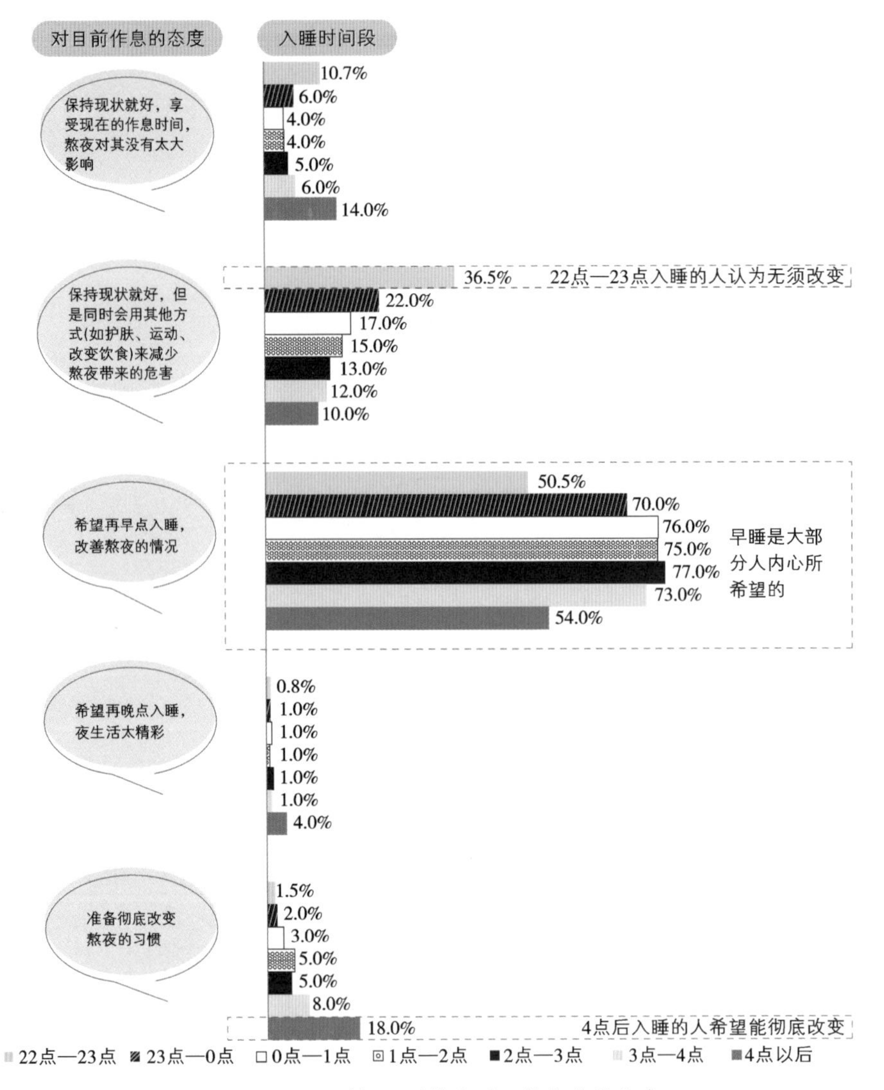

图2-4　不同时间入睡的人对目前作息的态度

数据来源：TMIC定量问卷调研，2023年5月，$N=10131$

2.2 熬夜习惯

2.2.1 越早开始熬夜的人，熬夜越频繁

大学和职场是大部分人熬夜的起始点，大部分人在上大学时或工作后开始熬夜。30%的人在初、高中就开始熬夜；越早开始熬夜的人，熬夜频率也更容易高于其他人；男性更容易在工作后开始熬夜，女性更容易在有孩子后开始熬夜（图 2-5）。

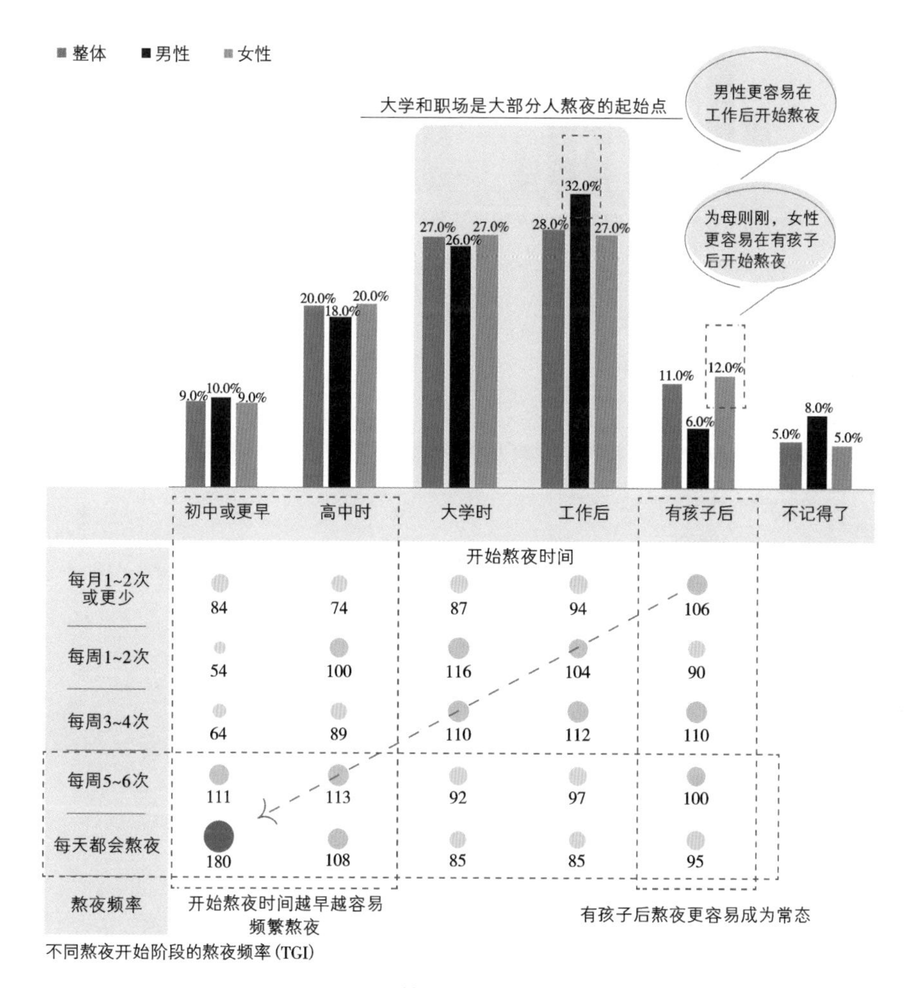

图 2-5　不同性别的人开始熬夜的时间

数据来源：TMIC 定量问卷调研，2023 年 5 月，$N=10131$

2.2.2 高频熬夜的人，改善作息有心无力

熬夜越频繁的人越希望能改善作息现状，但在过去6个月内，熬夜次数有增无减(图2-6)。

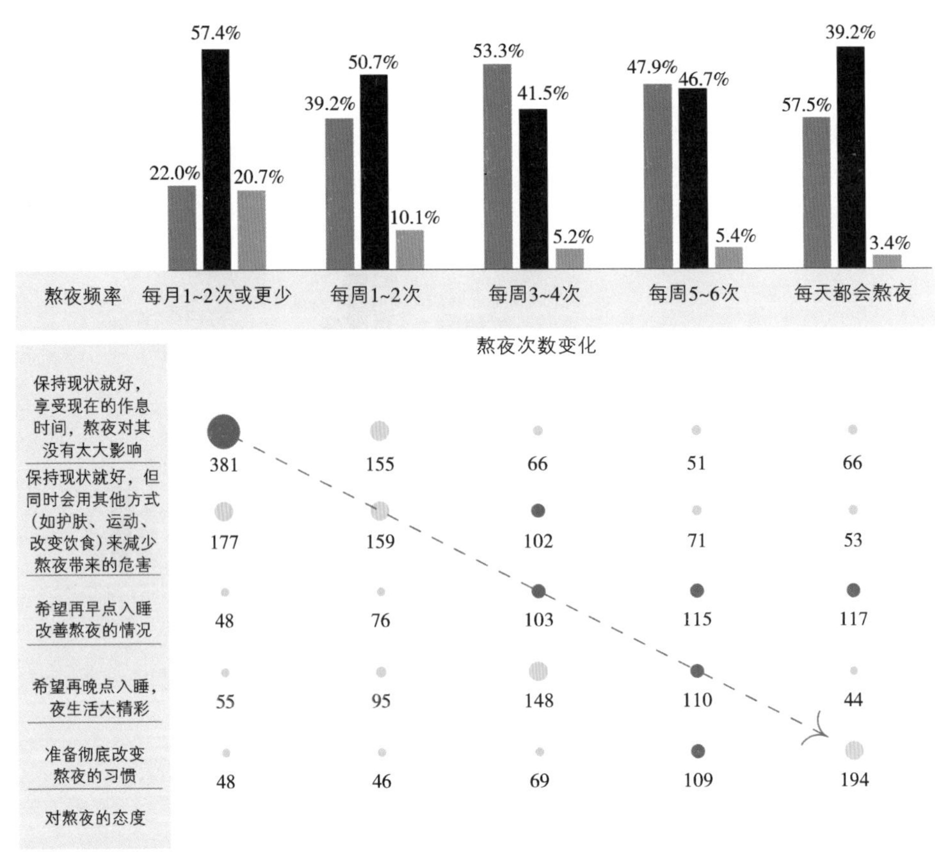

图2-6 不同熬夜频率的人近期熬夜次数变化情况

数据来源：TMIC定量问卷调研，2023年5月，$N=10131$

2.3 熬夜人①“画像”

2.3.1 熬夜人“画像”总览

新一线城市26~30岁女性是熬夜的主力军，且睡得晚、睡不够(图2-7)。

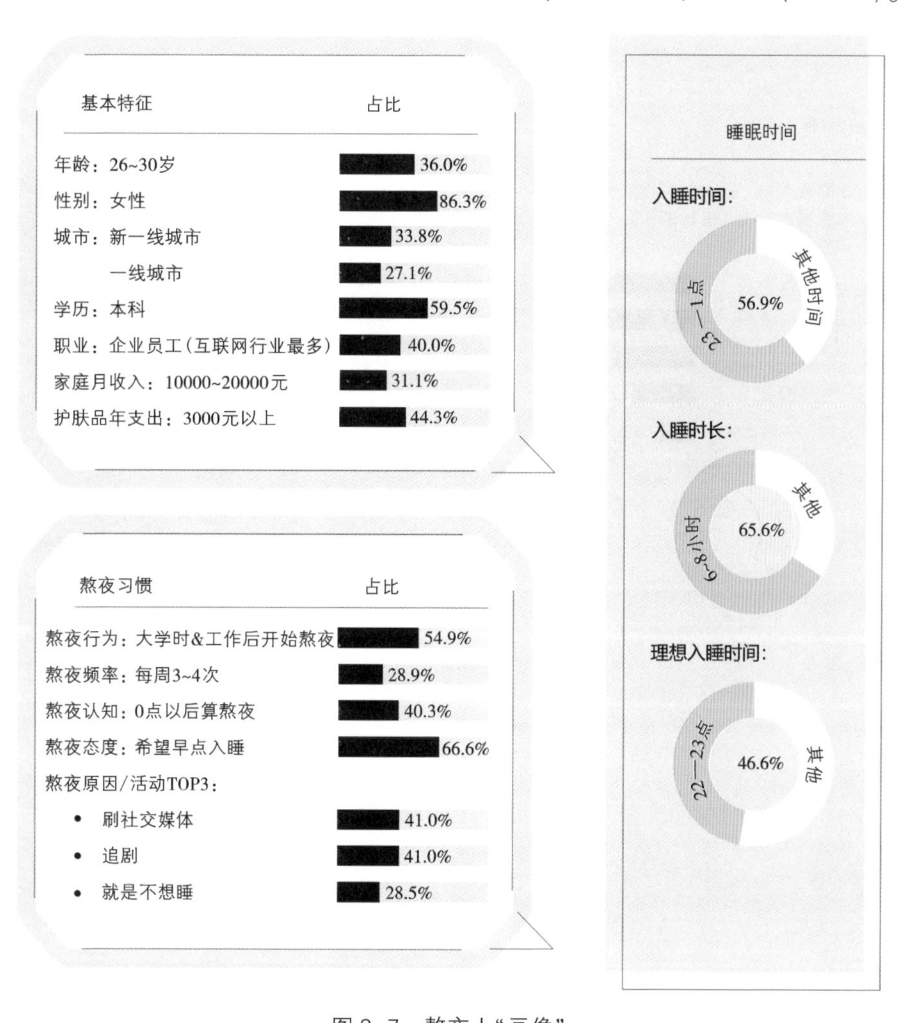

图2-7 熬夜人“画像”

数据来源：TMIC定量问卷调研，2023年5月，$N=10131$

① 目前关于几点睡觉算熬夜仍存在争议，此调研规定22点后睡觉为熬夜。

2.3.2　地域与熬夜的关系：广州熬夜人最多，杭州超过北京成为TOP4

熬夜人中，新一线城市熬夜人最多，一线城市位列第二，二线城市位列第三。

熬夜人城市占比：广州、上海、深圳依次排名前三，杭州作为电商城市排名第四，北京排名第五（图2-8）。

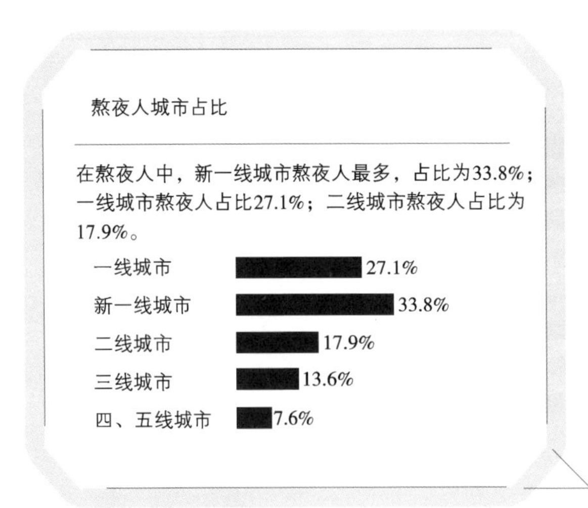

TOP20熬夜城市及其占比

城市	占比
广州市	5.12%
上海市	3.95%
深圳市	3.27%
杭州市	2.53%
北京市	2.20%
武汉市	2.20%
苏州市	1.96%
成都市	1.91%
重庆市	1.85%
天津市	1.82%
佛山市	1.77%
长沙市	1.68%
合肥市	1.59%
南京市	1.51%
宁波市	1.47%
郑州市	1.42%
泉州市	1.32%
福州市	1.31%
汕头市	1.31%
东莞市	1.27%

图2-8　“熬夜人”最多的城市图

数据来源：TMIC定量问卷调研，2023年5月，$N=10131$

2.3.3 “画像”拆解：年龄、性别与熬夜的关系

不同年龄段的人的入睡时间（图 2-9）：18~25 岁年轻群体最能熬夜，其中近一半的人在 0 点后入睡。25 岁后，随着年龄的增长，入睡时间逐渐提前。

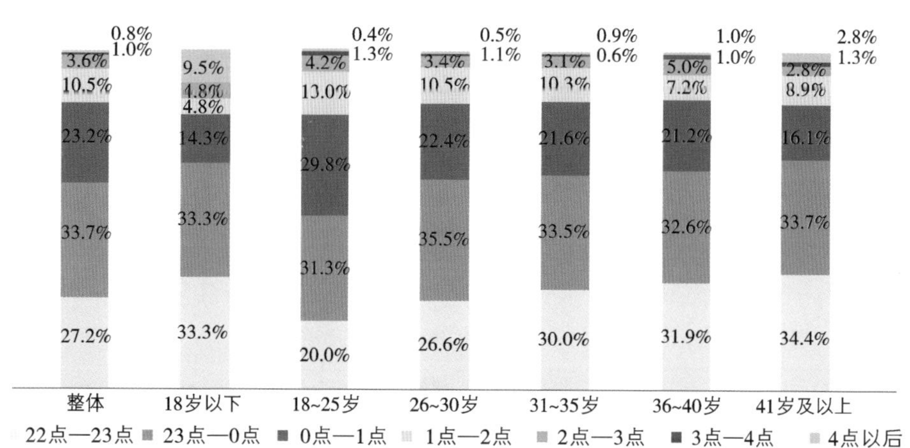

图 2-9　年龄段与入睡时间关系图

数据来源：TMIC 定量问卷调研，2023 年 5 月，$N=10131$

不同性别的人的入睡时间：在熬夜人中，女性占 86.0%，男性占 14.0%。不同性别的人在入睡时间上无明显的差异（图 2-10）。

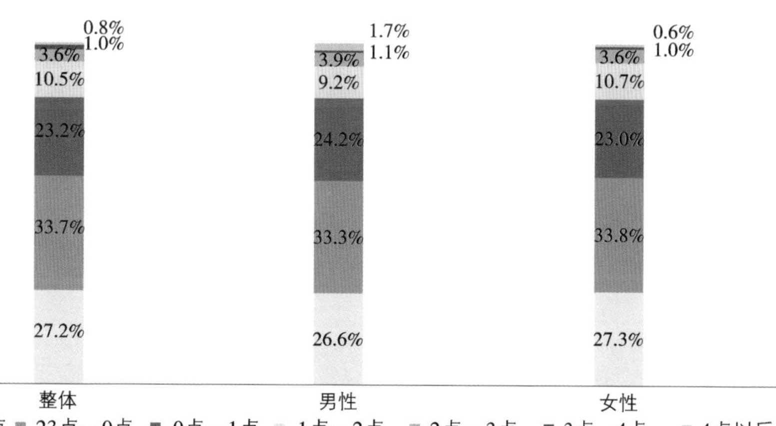

图 2-10　性别与入睡时间关系图

数据来源：TMIC 定量问卷调研，2023 年 5 月，$N=10131$

2.3.4 行业与熬夜：各行业熬夜情况对比

不同行业中，互联网行业熬夜人规模最大。

科学研究、化妆品行业、广告传媒行业、游戏公司从业者是重度熬夜群体。

服务业虽然睡得晚但睡眠时长充足。

睡眠时长更充足的行业有制药/医疗行业、机械/制造业等(图 2-11)。

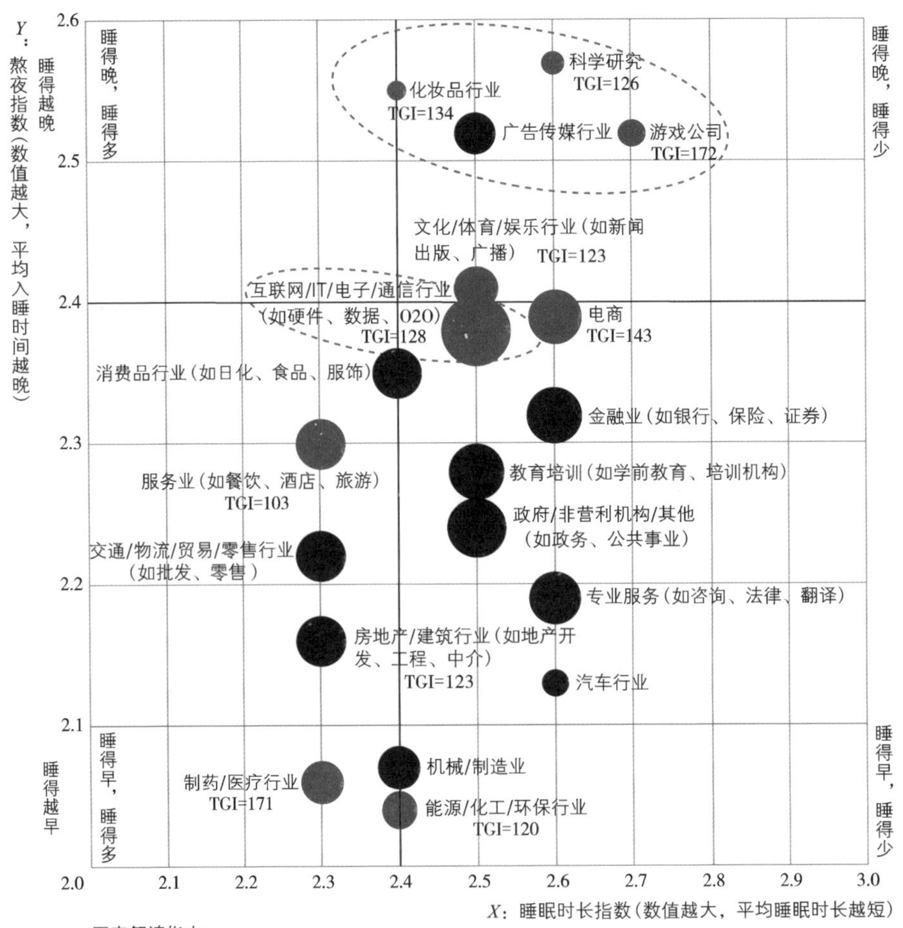

图表解读指南：

X 轴代表睡眠时长指数，数值越大，该类人群平均睡眠时长越短；Y 轴代表熬夜指数，数值越大，该类人群越倾向于重度熬夜(睡得更晚)。

气泡大小代表人群规模，气泡越大，说明熬夜人群中该类人群占比越高；蓝色实线代表整体熬夜人群的熬夜指数和睡眠时长指数；红色气泡代表该类人群更偏向经常上夜班。

图 2-11　不同行业人群的入睡时间和睡眠时长

数据来源：TMIC 定量问卷调研，2023 年 5 月，$N=10131$

2.3.5 企业与熬夜

企业员工和自由职业者熬夜人更多，学生和无职业人士睡得更晚。

学生和无职业人士虽然睡得更晚，但睡眠时长更长，晚睡晚起。

不同企业中的熬夜人群对比：国企、事业单位熬夜人占比更多，但比外企员工睡得更早，睡眠时长更长(图 2-12)。

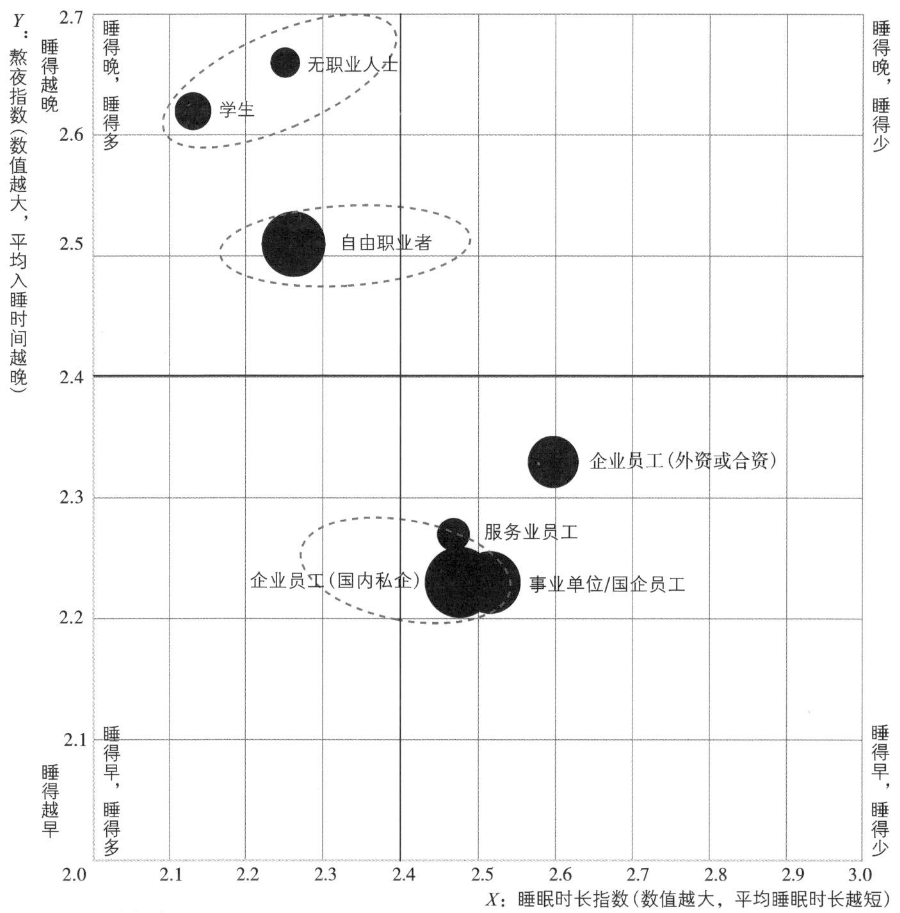

图表解读指南：
X轴代表睡眠时长指数，数值越大，该类人群平均睡眠时长越短；Y轴代表熬夜指数，数值越大，该类人群越倾向于重度熬夜(睡得更晚)。
气泡大小代表人群规模，气泡越大，说明熬夜人群中该类人群占比越高；蓝色实线代表整体熬夜人群的熬夜指数和睡眠时长指数。

图 2-12 不同人群的入睡时间和睡眠时长

数据来源：TMIC 定量问卷调研，2023 年 5 月，$N=10131$

2.3.6 职业与熬夜：普通企业中法务、秘书、IT熬得晚，睡得少

在普通企业中，从事法务、秘书、公关/市场、IT/信息技术、运营岗位的人熬夜程度更深，他们睡得晚，睡得少；人力/行政等职位上的人相对睡得更早（图2-13）。

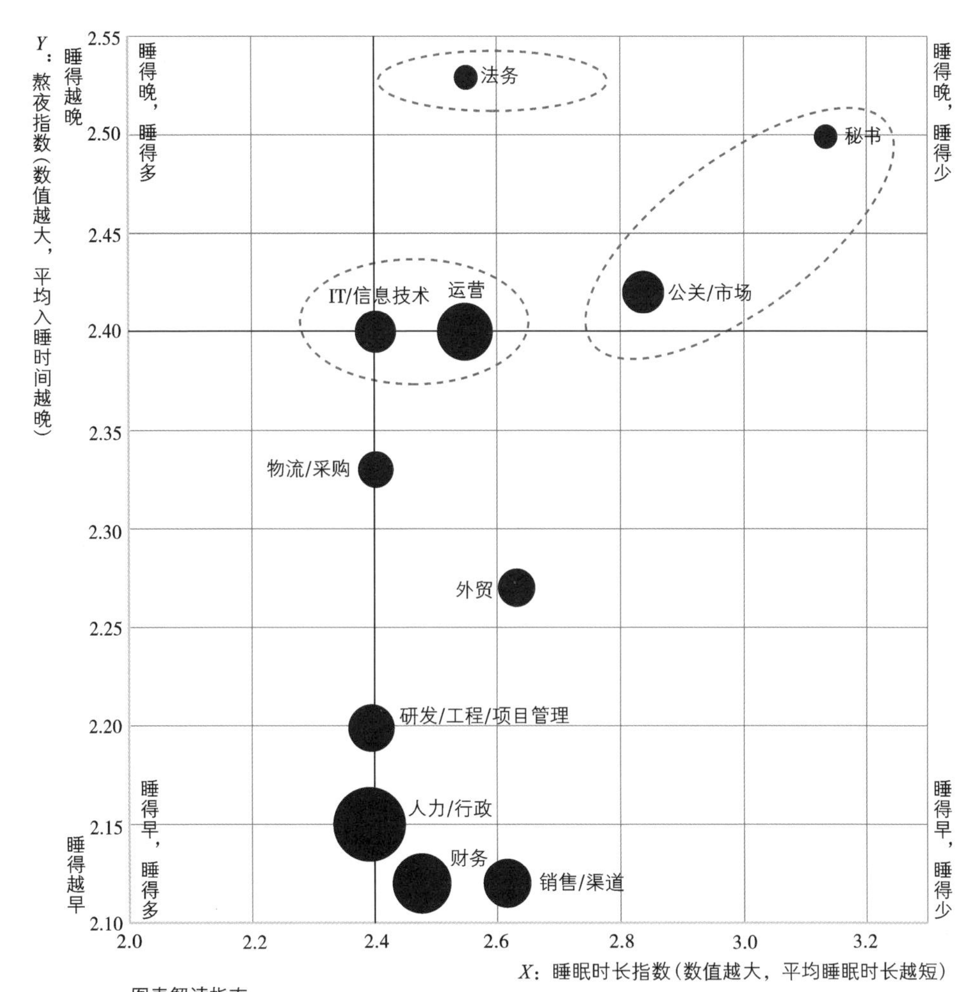

图2-13 普通企业人群的入睡时间和睡眠时长

数据来源：TMIC定量问卷调研，2023年5月，$N=10131$

2.3.7 职业与熬夜：服务业熬夜情况

服务行业中，餐饮服务员、销售员大多执行排班制，睡得晚，睡眠时间相对少（图 2–14）。

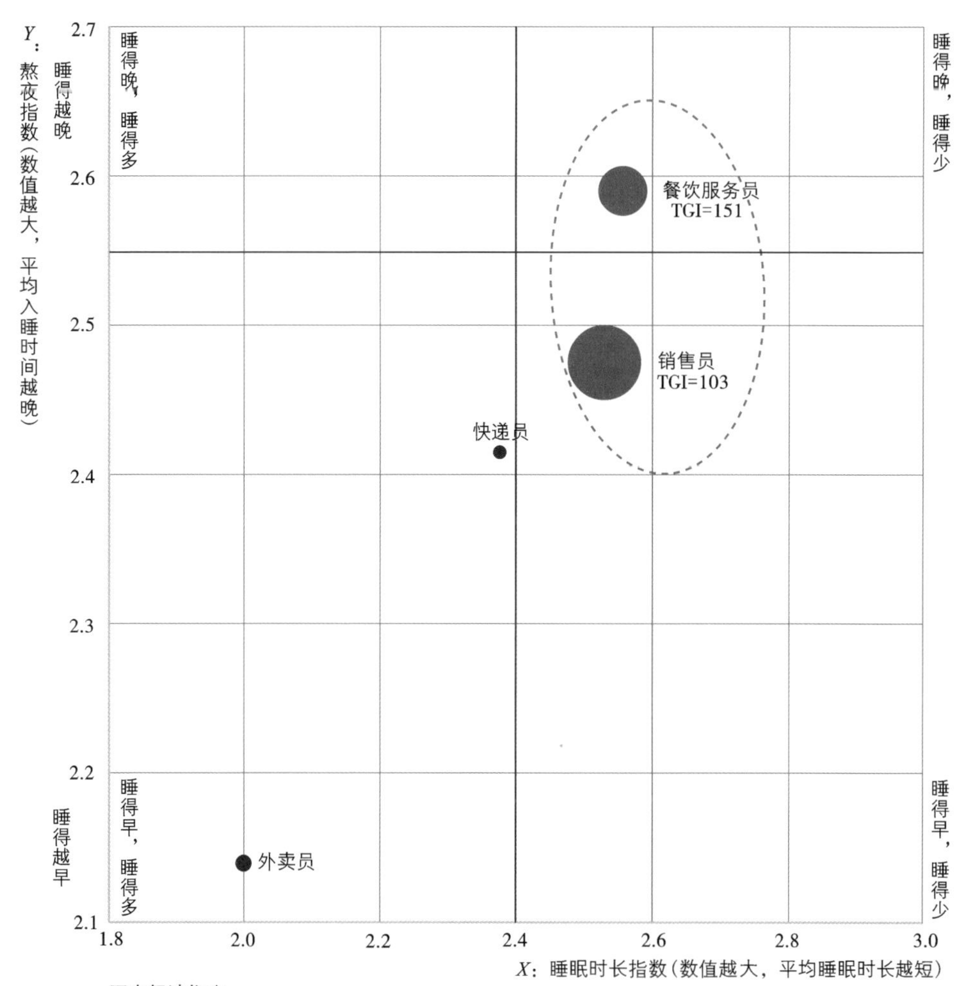

图表解读指南：
X 轴代表睡眠时长指数，数值越大，该类人群平均睡眠时长越短。
Y 轴代表熬夜指数，数值越大，该类人群越倾向于重度熬夜（睡得更晚）。
气泡大小代表人群规模，气泡越大，说明熬夜人群中该类人群占比越高。
蓝色实线代表整体熬夜人群的熬夜指数和睡眠时长指数。
红色气泡代表该类人群更偏向经常上夜班。

图 2–14　服务行业人群的入睡时间和睡眠时长

数据来源：TMIC 定量问卷调研，2023 年 5 月，N= 10131

2.3.8　职业与熬夜：事业单位熬夜情况

事业单位中，消防员与警察因为工作性质特殊，熬夜情况最严重，睡得少，睡得晚；医生/护士经常倒班或上夜班，但睡眠相对充足；教师熬夜情况相对轻，睡得早，睡眠时间长(图 2-15)。

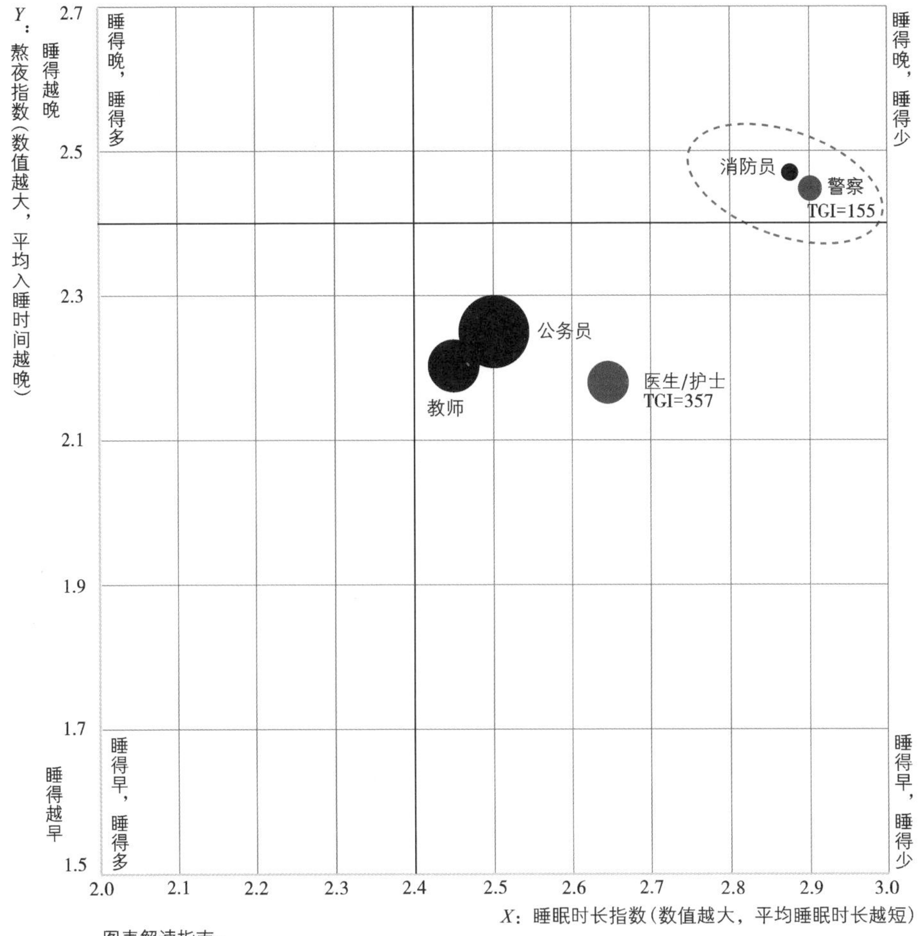

图表解读指南：
X 轴代表睡眠时长指数，数值越大，该类人群平均睡眠时长越越短。
Y 轴代表熬夜指数，数值越大，该类人群越倾向于重度熬夜(睡得更晚)。
气泡大小代表人群规模，气泡越大，说明熬夜人群中该类人群占比越高。
蓝色实线代表整体熬夜人群的熬夜指数和睡眠时长指数。
红色气泡代表该类人群更偏向经常上夜班。

图 2-15　事业单位人群的入睡时间和睡眠时长

数据来源：TMIC 定量问卷调研，2023 年 5 月，N= 10131

2.3.9 职业与熬夜：自由职业熬夜情况

自由职业总体睡眠时长较长，但睡得晚，作息更自由；其中，主播、自媒体从业者入睡时间更晚，个体经营/开店者睡得最早（图 2-16）。

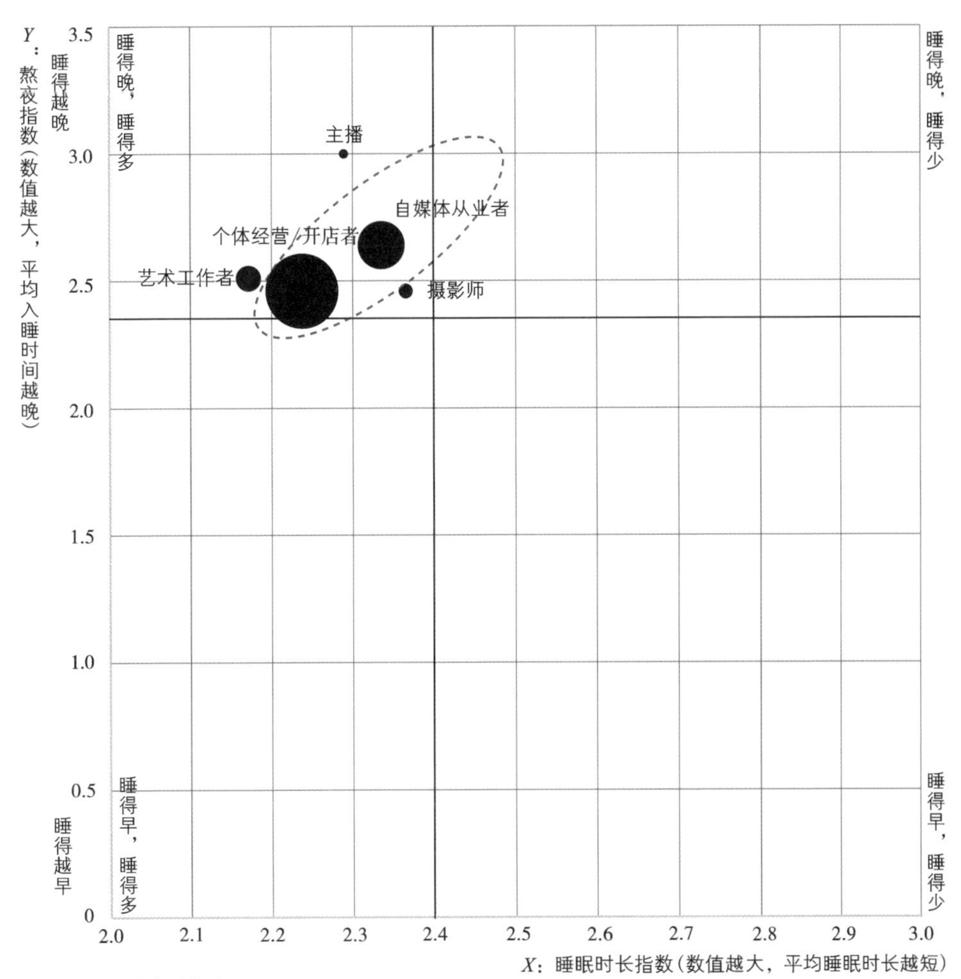

图表解读指南：
X 轴代表睡眠时长指数，数值越大，该类人群平均睡眠时长越短。
Y 轴代表熬夜指数，数值越大，该类人群越倾向于重度熬夜（睡得更晚）。
气泡大小代表人群规模，气泡越大，说明熬夜人群中该类人群占比越高。
蓝色实线代表整体熬夜人群的熬夜指数和睡眠时长指数。

图 2-16 自由职业人群的入睡时间和睡眠时长

数据来源：TMIC 定量问卷调研，2023 年 5 月，$N=10131$

2.3.10 职业与熬夜：无职业人群熬夜情况

无职业人群中，全职妈妈群体熬夜人占比最高；全职爸爸群体睡得最晚，睡得最少；目前没有工作/待业人员普遍睡得更晚，但睡眠时间长；退休人员熬夜情况相对轻，睡得早，睡眠时间长（图2-17）。

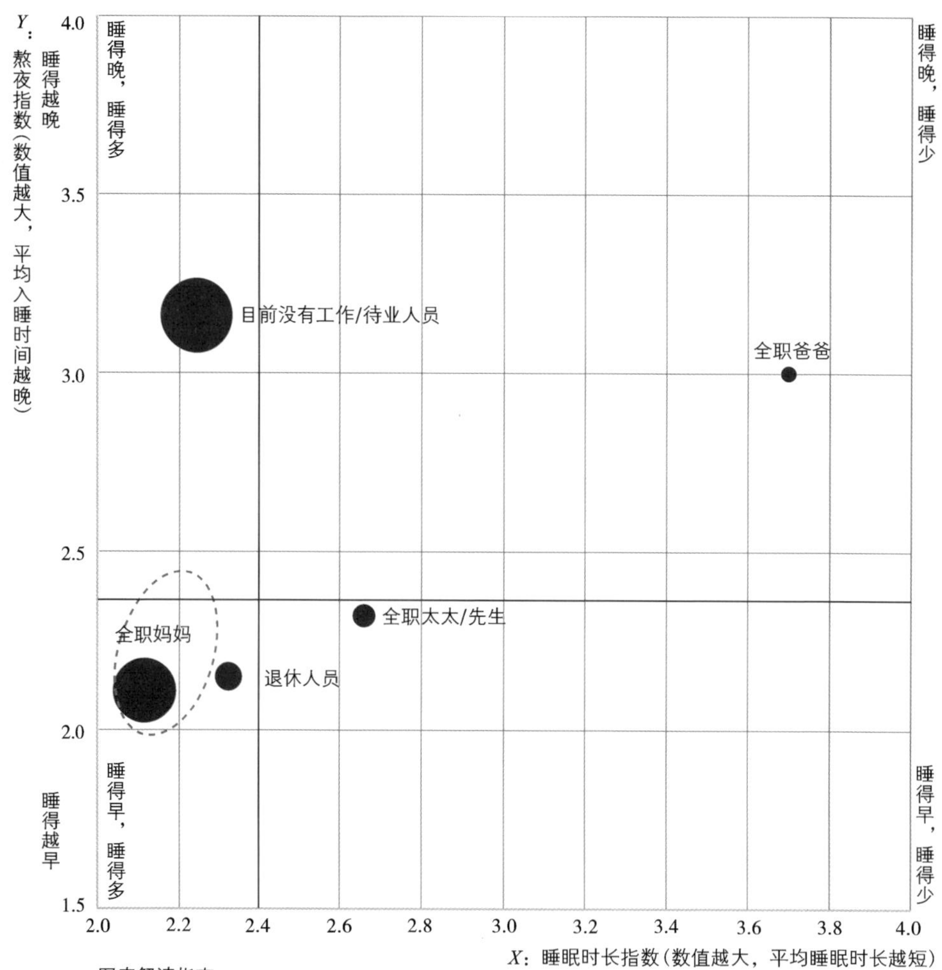

图表解读指南：
X轴代表睡眠时长指数，数值越大，该类人群平均睡眠时长越短。
Y轴代表熬夜的程度，数值越大，该类人群越倾向于重度熬夜（睡得更晚）。
气泡大小代表人群规模，气泡越大，说明熬夜人群中该类人群占比越高。
蓝色实线代表整体熬夜人群的熬夜指数和睡眠时长指数。

图2-17 无职业人群的入睡时间和睡眠时长

数据来源：TMIC定量问卷调研，2023年5月，N=10131

2.3.11 职业与熬夜：学生群体熬夜情况

学生群体中，研究生、本科生比专科院校学生入睡更晚；国内博士生熬得最晚；高中生熬夜群体占比不大，但睡眠时长最短(图 2-18)。

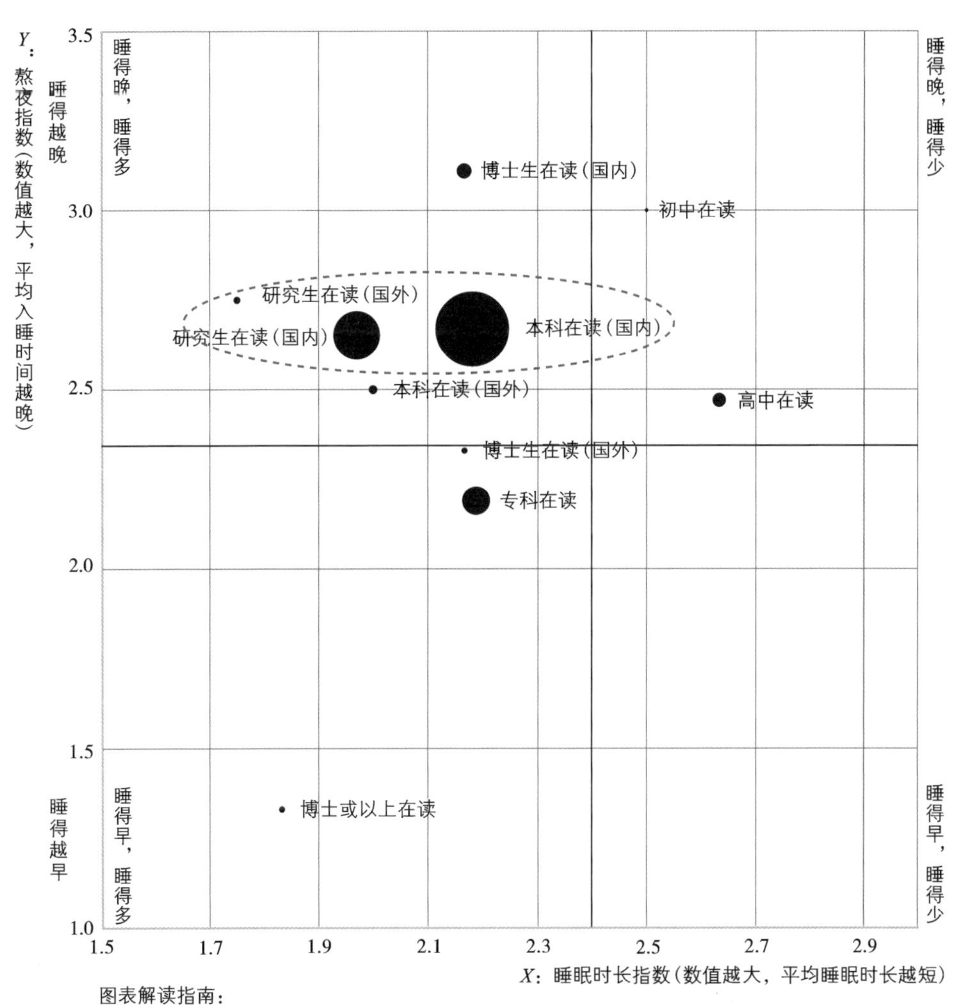

图表解读指南：
X 轴代表睡眠时长指数，数值越大，该类人群平均睡眠时长越短。
Y 轴代表熬夜指数，数值越大，该类人群越倾向于重度熬夜(睡得更晚)。
气泡大小代表人群规模，气泡越大，说明熬夜人群中该类人群占比越高。
蓝色实线代表整体熬夜人群的熬夜指数和睡眠时长指数。

图 2-18 学生群体的入睡时间和睡眠时长

数据来源：TMIC 定量问卷调研，2023 年 5 月，$N=10131$

2.4 熬夜原因/行为活动

2.4.1 熬夜TOP级场景——“独自在家中疲惫地刷手机”(图2-19)

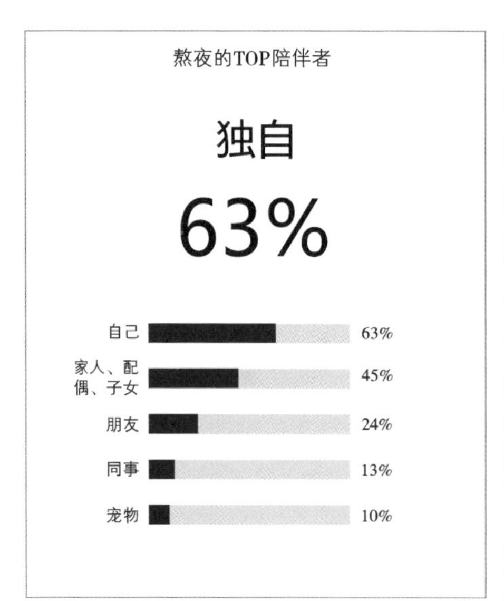

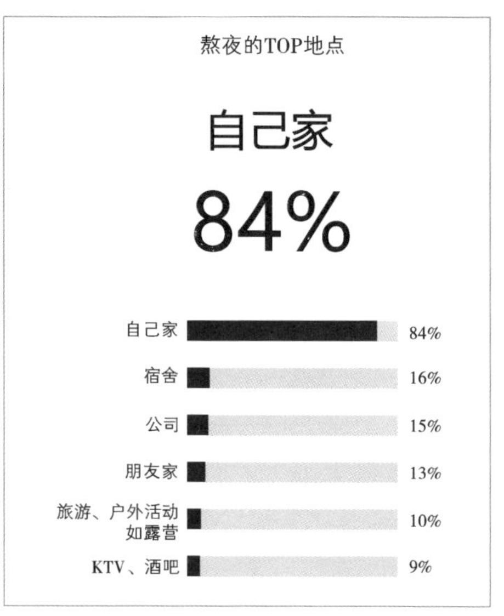

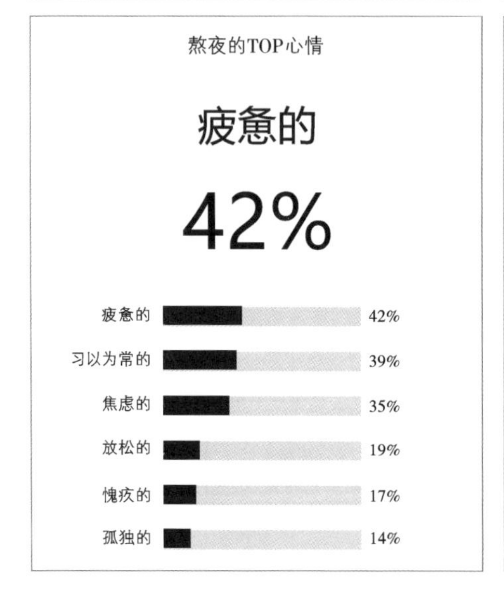

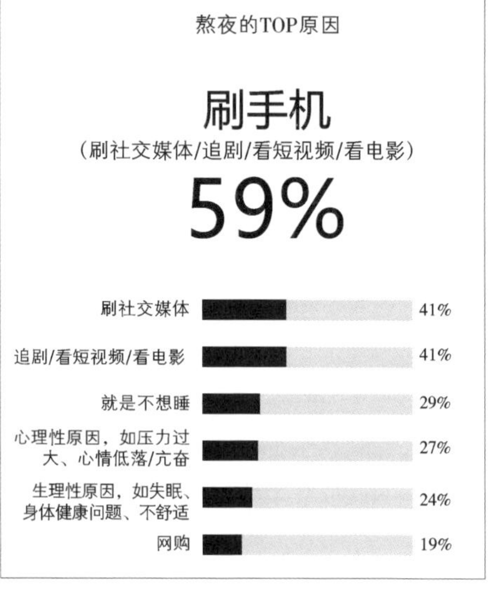

图2-19 熬夜场景展示

数据来源：TMIC定量问卷调研，2023年5月，$N=10131$

2.4.2 熬夜人因为什么原因熬夜，是被迫还是主动熬夜

62%的人认为自己更经常主动熬夜，主动熬夜的人更喜欢熬夜刷手机、网购、冥想等。

38%的人认为自己更经常被动熬夜，更容易因为工作和带娃熬夜。

总体来说，刷手机是熬夜的第一大原因。刷社交媒体占 41.0%，追剧/看短视频/看电影占 41.0%，就是不想睡占 28.5%，其次是由心理性和生理性原因导致的熬夜(图 2-20)。

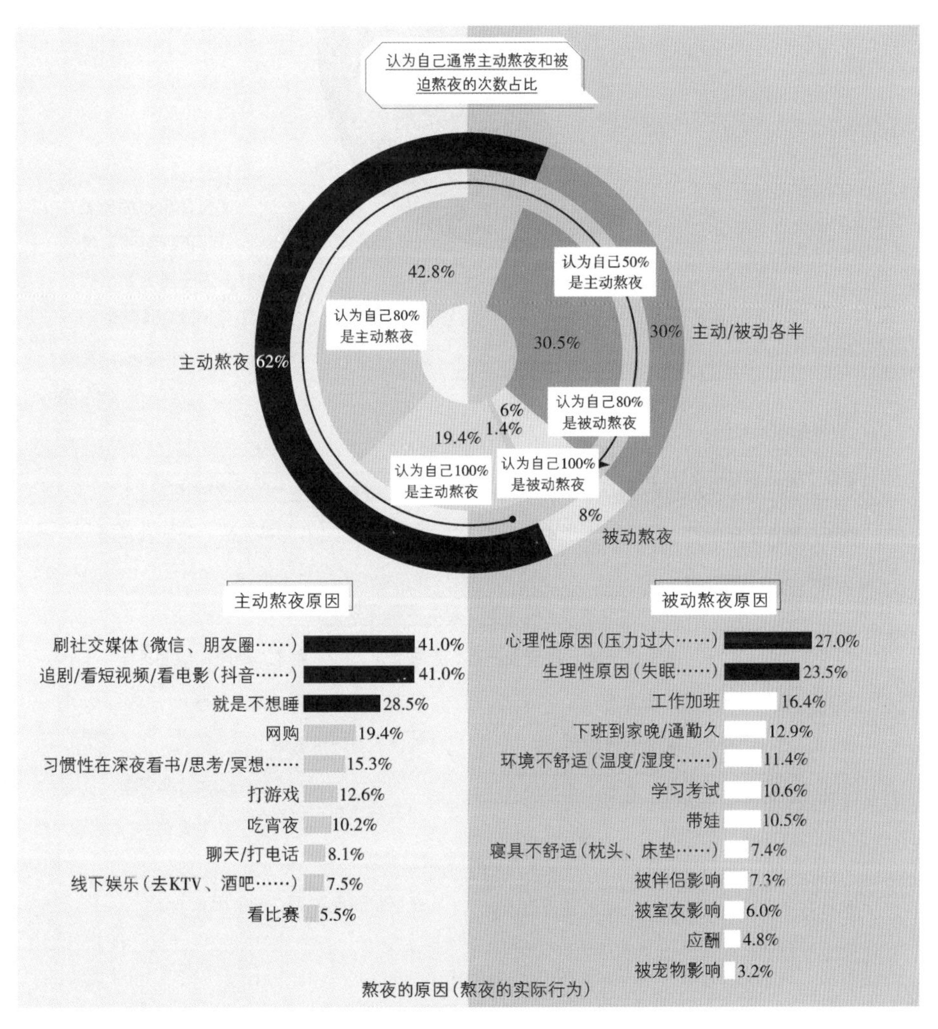

图 2-20 认为自己通常主动熬夜和被迫熬夜的次数占比

数据来源：TMIC 定量问卷调研，2023 年 5 月，N=10131

2.4.3　深度剖析：他们熬夜的场景……

停不下来地刷手机是熬夜的元凶（图2-21）。

熬夜原因“开放麦”

追剧

看视频

网购

刷抖音

打游戏

直播

……

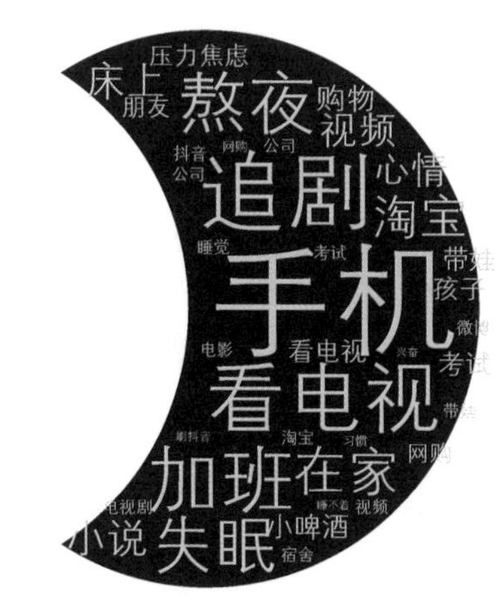

手机是熬夜的元凶

熬夜加班和备考

一部分来源于压力和焦虑

还有少数自律的他们

更多熬夜的原因：

考试，在宿舍开着台灯复习

带娃，过了一两点就睡不着了

昨天，躺床上玩手机、看视频

● 看视频

“猪队友”工作影响到我

不想提前睡

● 因为打游戏洗澡太晚

室友洗头吹头发出声音

在公司加班，赶工期，第二天就需要了

喝酒，聚餐

● 回寝室晚，出去吃夜宵，然后护肤

● 晚上睡得比较晚

失眠，怎么也睡不着，很焦虑

跟老公吵架不开心无法入睡

● 加班整材料

被家人打呼噜影响

小说太好看了，没忍住一直看下去就熬夜了

五一的时候

想着第二天可以出去玩了，太激动了

● 白天睡多了，加上喝了很多咖啡

熬夜在床上追电视剧，虽很困但看得很入迷

在家跟朋友聊天，没有困意

图2-21　熬夜原因“开放麦”

数据来源：TMIC定量问卷调研，2023年5月，N=10131

2.4.4 年轻人任性熬夜，中年人被迫熬夜

18~25 岁年轻人更爱熬夜刷手机，也常熬夜备考。

26~30 岁的人压力大，更常因为生理性、心理性原因熬夜。

31~35 岁的人更爱熬夜网购，也经常熬夜带娃。

36 岁以上的人加班更多(图 2-22)。

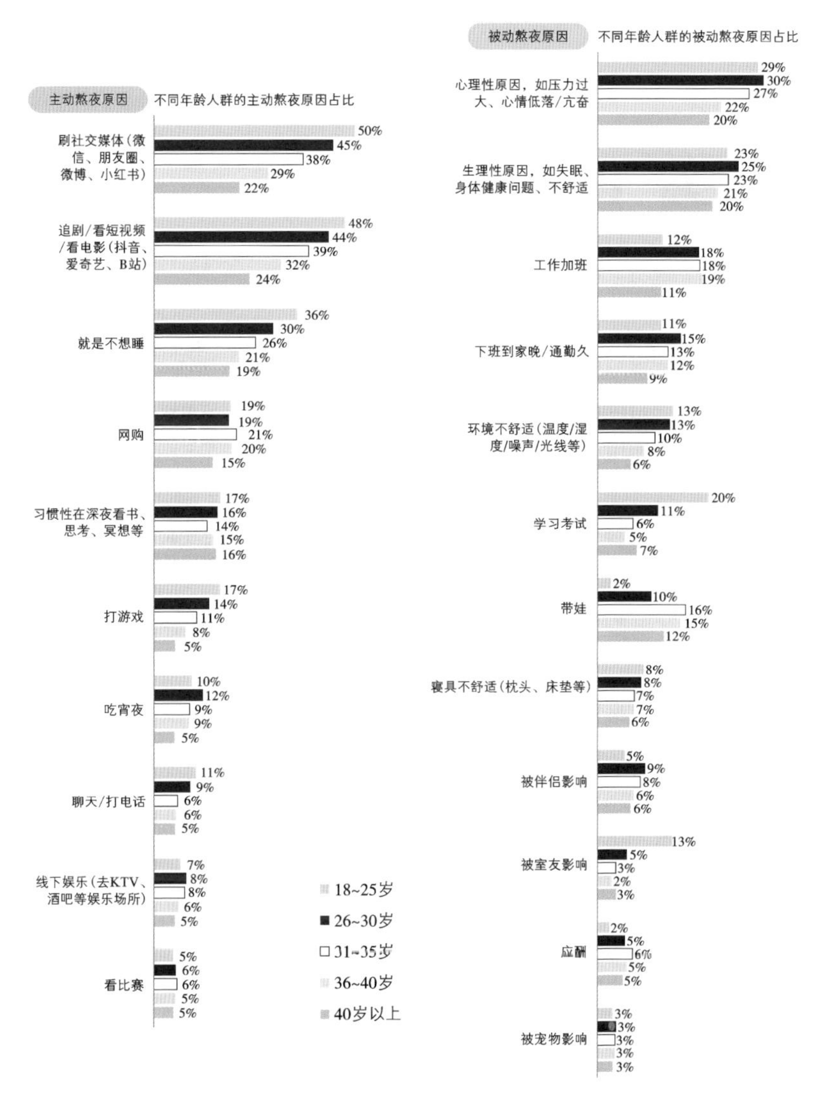

图 2-22　不同年龄段的人熬夜原因

数据来源：TMIC 定量问卷调研，2023 年 5 月，$N=10131$

2.4.5 熬夜时心情不尽相同

熬夜时疲惫、焦虑仍是心情的“主旋律”，追剧/看短视频是熬夜情绪的“调和剂”。

他们对熬夜习以为常（39%），熬夜时感到疲惫（42%）又焦虑（35%）（图2-23）。主动熬夜时，更加放松、兴奋、开心，被动熬夜时更加失落。

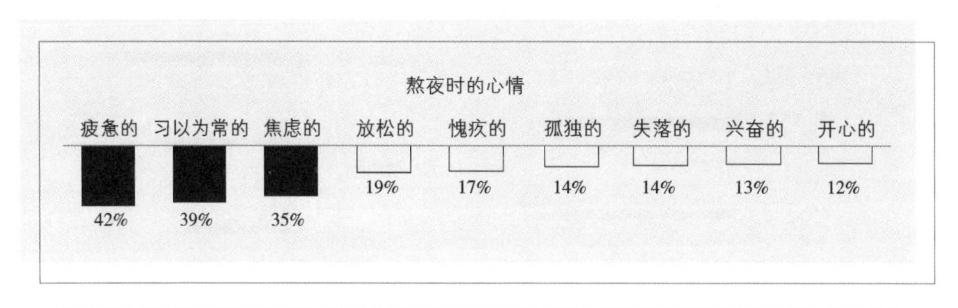

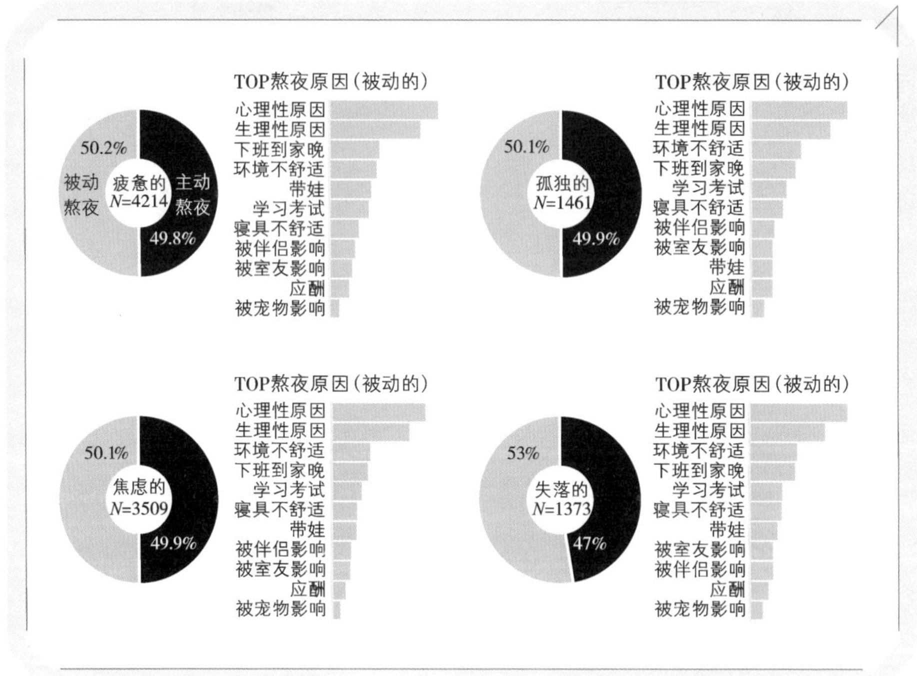

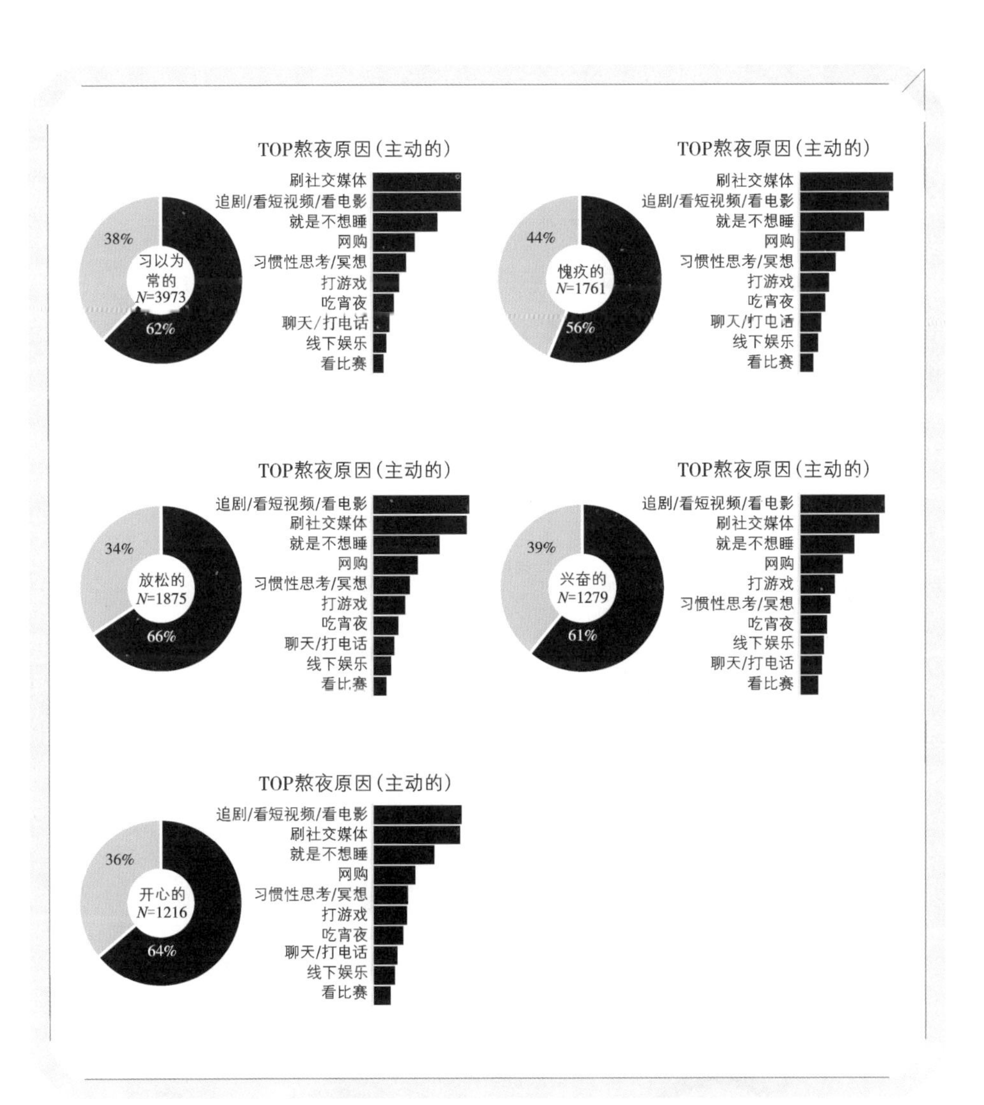

图 2–23　各种心情下，主动 & 被动熬夜的占比以及具体熬夜原因

数据来源：TMIC 定量问卷调研，2023 年 5 月，$N=9826$（有护肤习惯的人）

2.5　熬夜带来的问题

2.5.1　熬夜带来的问题——半数人感知皮肤变差

熬夜带来的问题体现在身体、心理多方面，其中 TOP3 是皮肤变差（51%）、困倦疲惫（46%）、记忆力变差（39%）；18~30 岁的年轻人熬夜后皮肤问题更为明显，越年轻，熬夜后引发的各种身体问题越严重（图 2-24）。

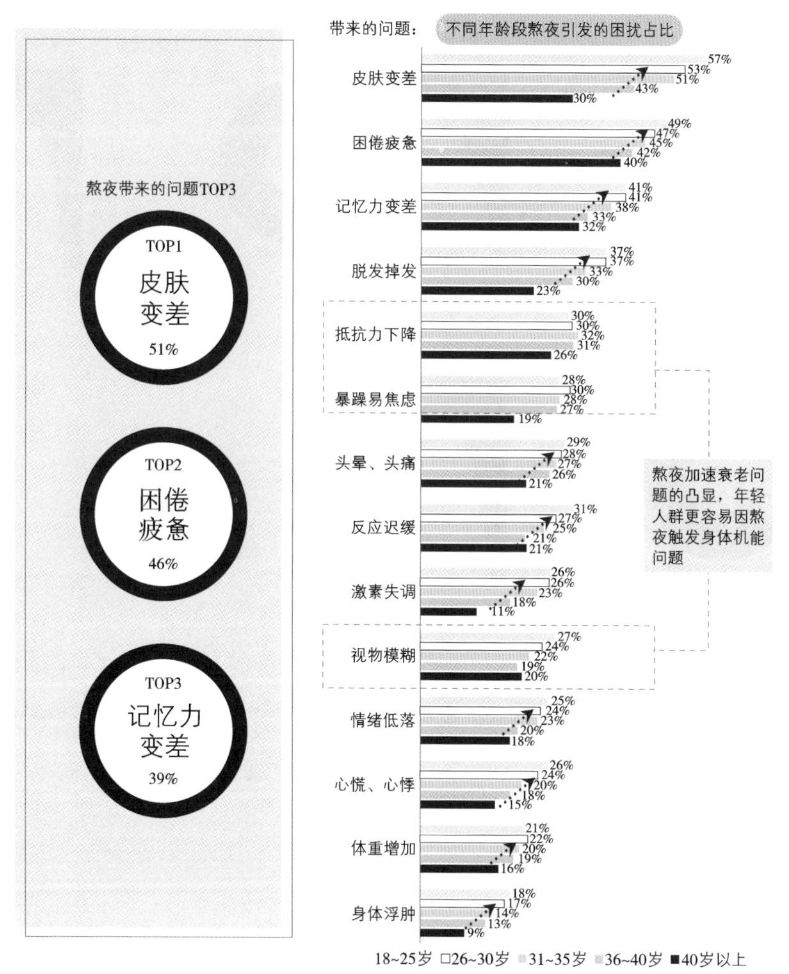

图 2-24　不同年龄段的人熬夜带来的问题

数据来源：TMIC 定量问卷调研，2023 年 5 月，$N=10131$

2.5.2 熬夜加速敏感

熬得越晚、睡眠时长越短的人，皮肤敏感程度越高，更容易体现重度敏感和中度敏感(图 2-25)。

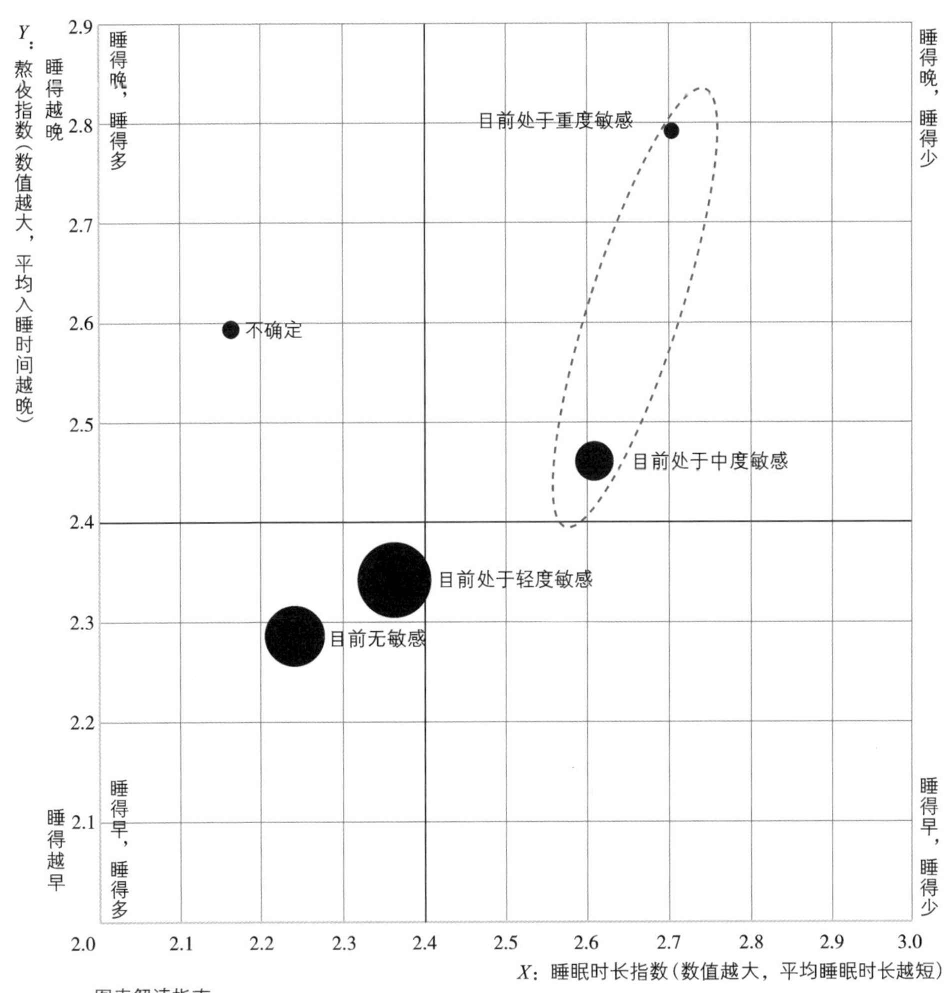

图 2-25 不同入睡时间 & 不同睡眠时长的人肌肤敏感程度

数据来源：TMIC 定量问卷调研，2023 年 5 月，$N=10131$

2.5.3 不同人熬夜后的补救措施各不相同

不同熬夜原因、不同睡眠时间的人群，应对熬夜自有补救妙招(图2-26)。

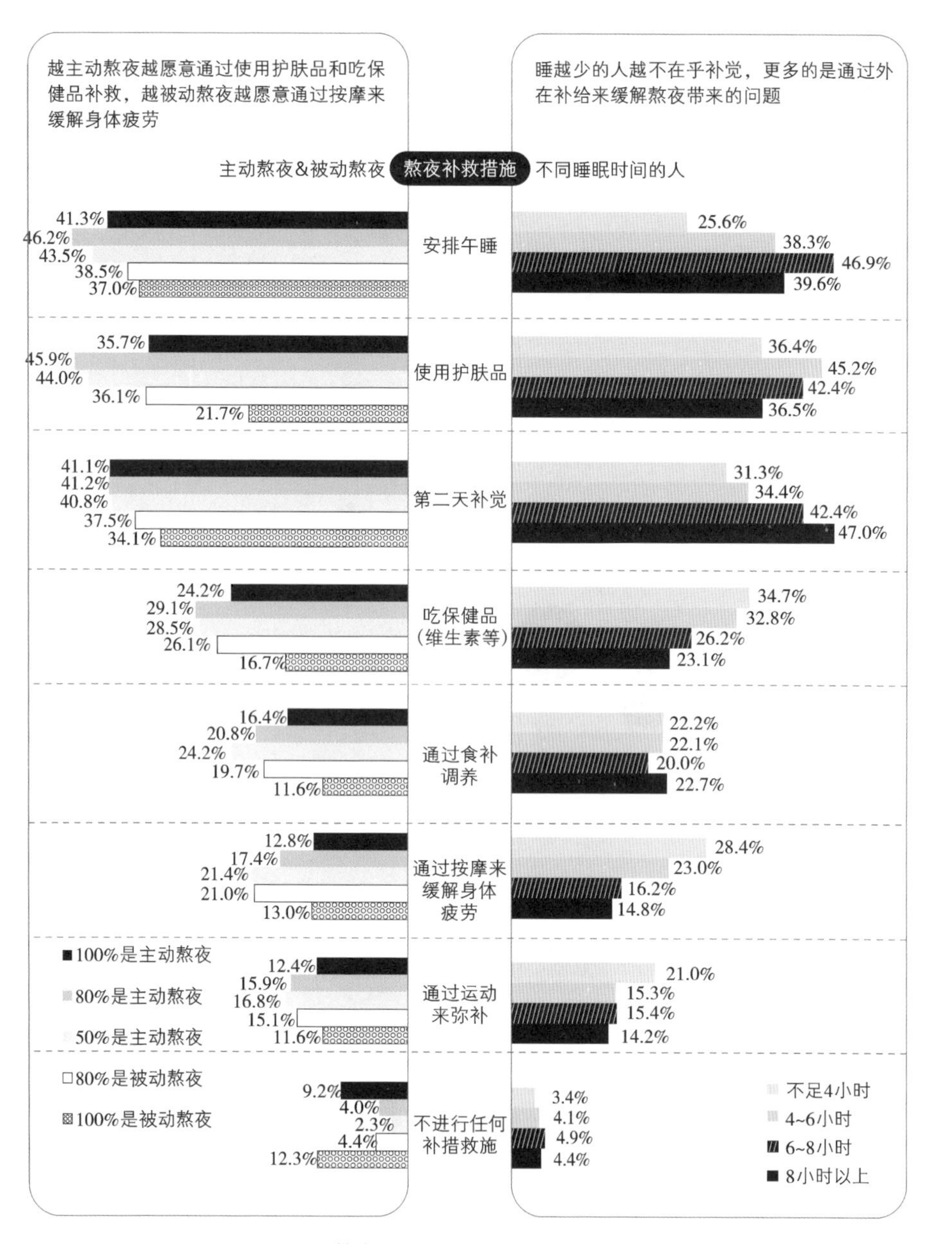

图2-26 不同熬夜原因、不同睡眠时间的熬夜补救措施

数据来源：TMIC定量问卷调研，2023年5月，$N=10131$

2.6 熬夜肌肤解密

2.6.1 典型“熬夜脸”

黑眼圈、皮肤暗沉发黄和长痘是“熬夜脸”最典型的三大特征，且肤质偏油或混合偏油，轻度敏感(图 2-27)。

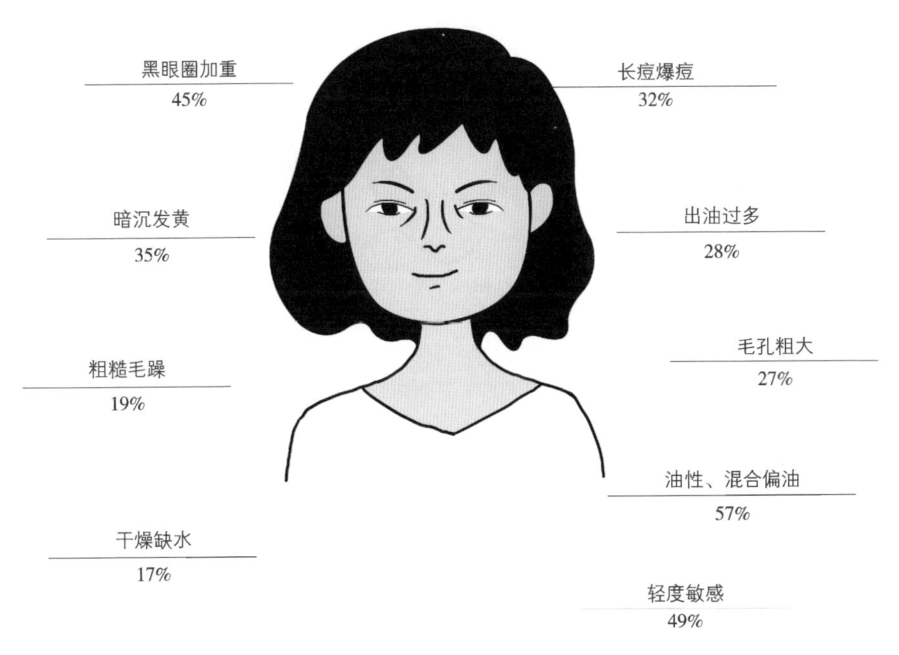

图 2-27 典型“熬夜脸”

数据来源：TMIC 定量问卷调研，2023 年 5 月，$N=10131$

2.6.2 熬夜带来的皮肤问题

黑眼圈——全体熬夜人群熬夜后首要痛点。

在熬夜带来的皮肤问题中，被较多提及的是黑眼圈加重（45%）、暗沉发黄（35%）、长痘爆痘（32%），如图2-28所示。

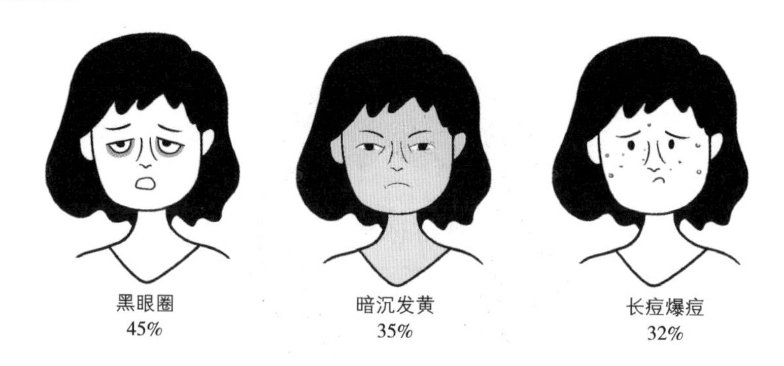

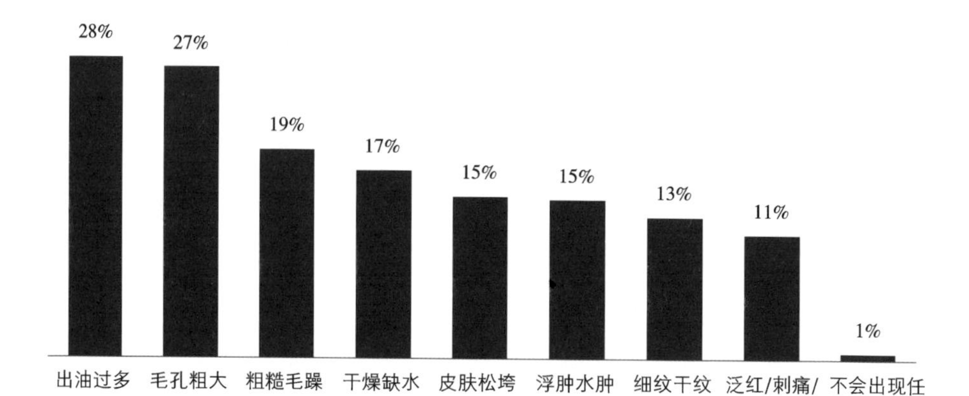

图2-28 熬夜之后容易发生的皮肤问题

数据来源：TMIC定量问卷调研，2023年5月，$N=10131$

2.6.3 不同人熬夜后的补救措施各不相同

对于熬夜，态度越积极，越习以为常的，越不会采取补救措施。

情绪负面(焦虑、疲惫和愧疚)的熬夜人群会选择保健品/护肤品来改善熬夜后的状态(图 2-29)。

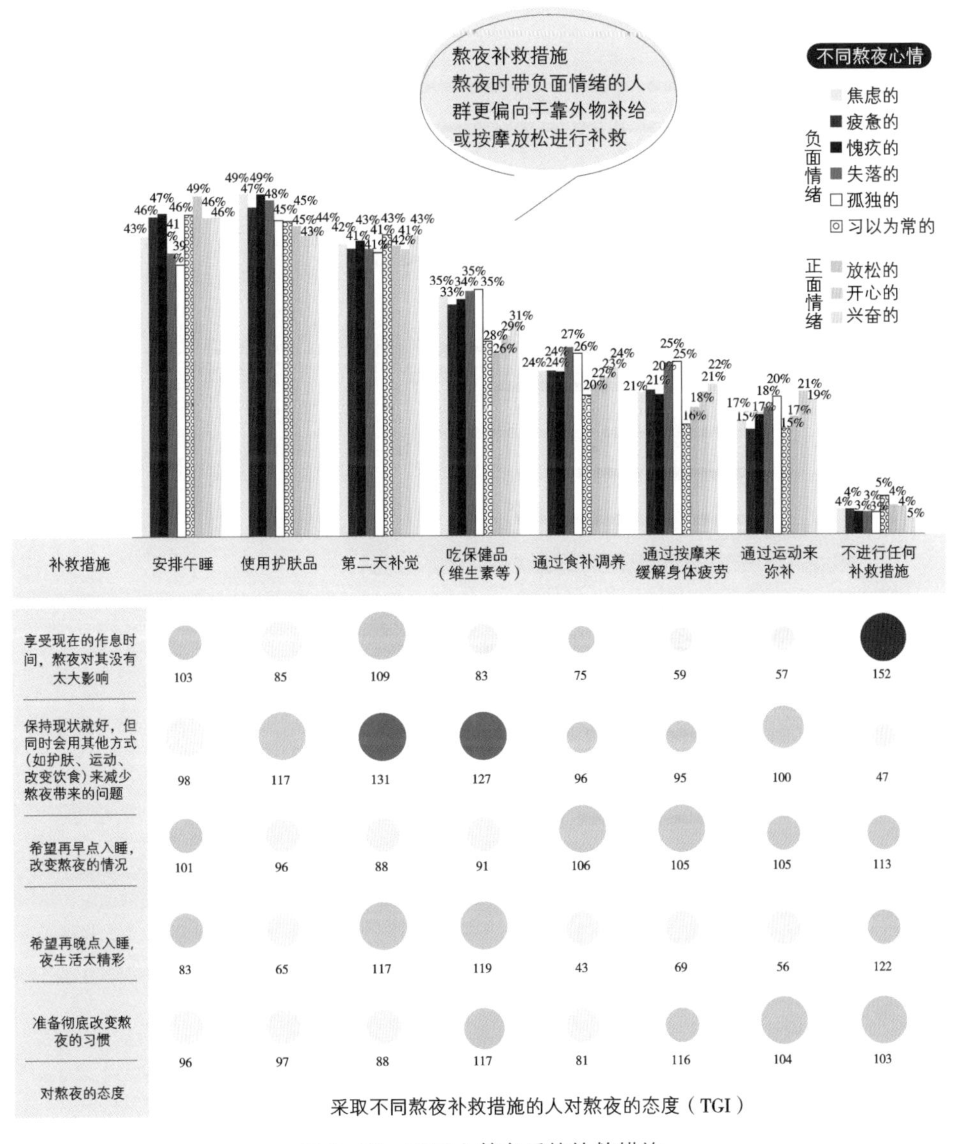

对熬夜的态度	安排午睡	使用护肤品	第二天补觉	吃保健品（维生素等）	通过食补调养	通过按摩来缓解身体疲劳	通过运动来弥补	不进行任何补救措施
享受现在的作息时间，熬夜对其没有太大影响	103	85	109	83	75	59	57	152
保持现状就好，但同时会用其他方式（如护肤、运动、改变饮食）来减少熬夜带来的问题	98	117	131	127	96	95	100	47
希望再早点入睡，改变熬夜的情况	101	96	88	91	106	105	105	113
希望再晚点入睡，夜生活太精彩	83	65	117	119	43	69	56	122
准备彻底改变熬夜的习惯	96	97	88	117	81	116	104	103

图 2-29　不同人熬夜后的补救措施

数据来源：TMIC 定量问卷调研，2023 年 5 月，$N=10131$

2.6.4 不同年龄段的人熬夜后出现的皮肤问题对比

年轻人群熬夜后更易出油 & 长痘，熟龄肌人群熬夜后干燥 & 衰老问题更突出。18~25岁人群更易皮肤黑眼圈、痤疮、毛孔问题；26~30岁人群更易皮肤出油、粗糙；31~35岁人群更易发生干燥缺水、细纹干纹问题；36岁以上人群的皮肤问题更加多元、复杂(图2-30)。

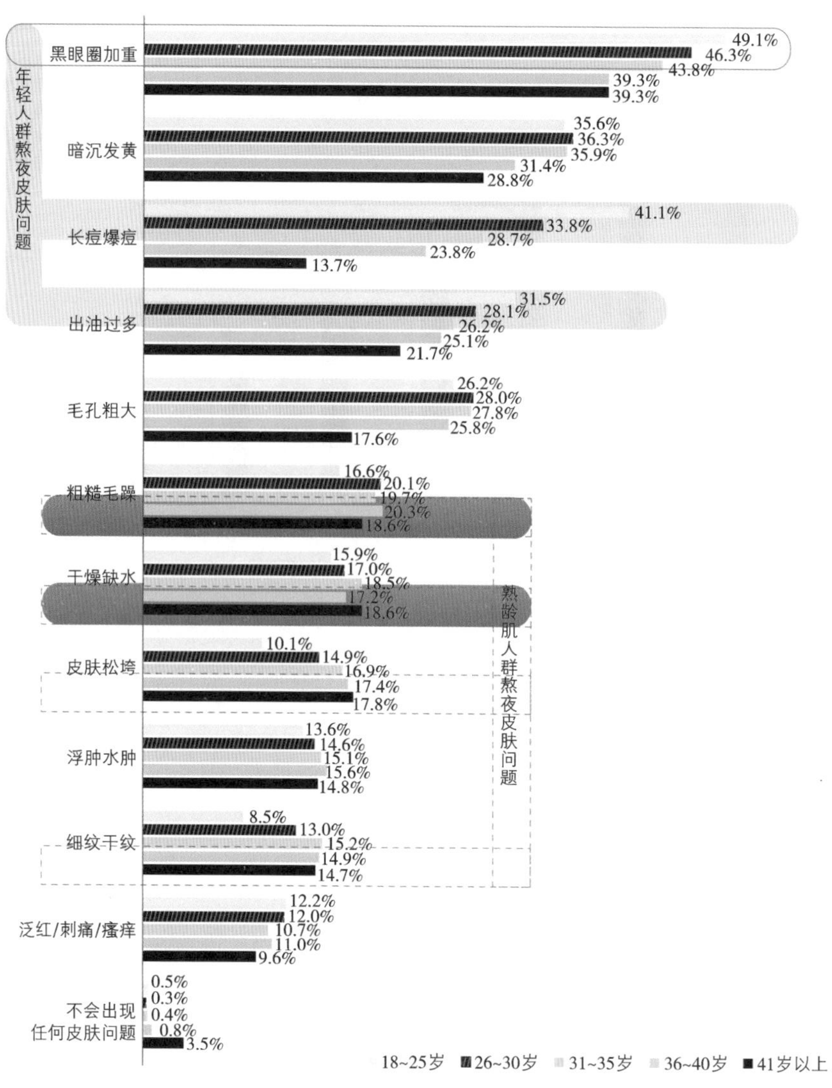

图2-30 不同年龄段人熬夜之后容易发生的皮肤问题

数据来源：TMIC定量问卷调研，2023年5月，$N=10131$

2.6.5 不同肤质的人熬夜后出现的皮肤问题对比

干皮人群熬夜后皮肤问题更加复杂。

皮肤偏干的人群在黑眼圈、暗沉、干燥、细纹方面的问题更加突出。

皮肤偏油的人群在毛孔、痤疮、出油方面的问题更加突出(图2-31)。

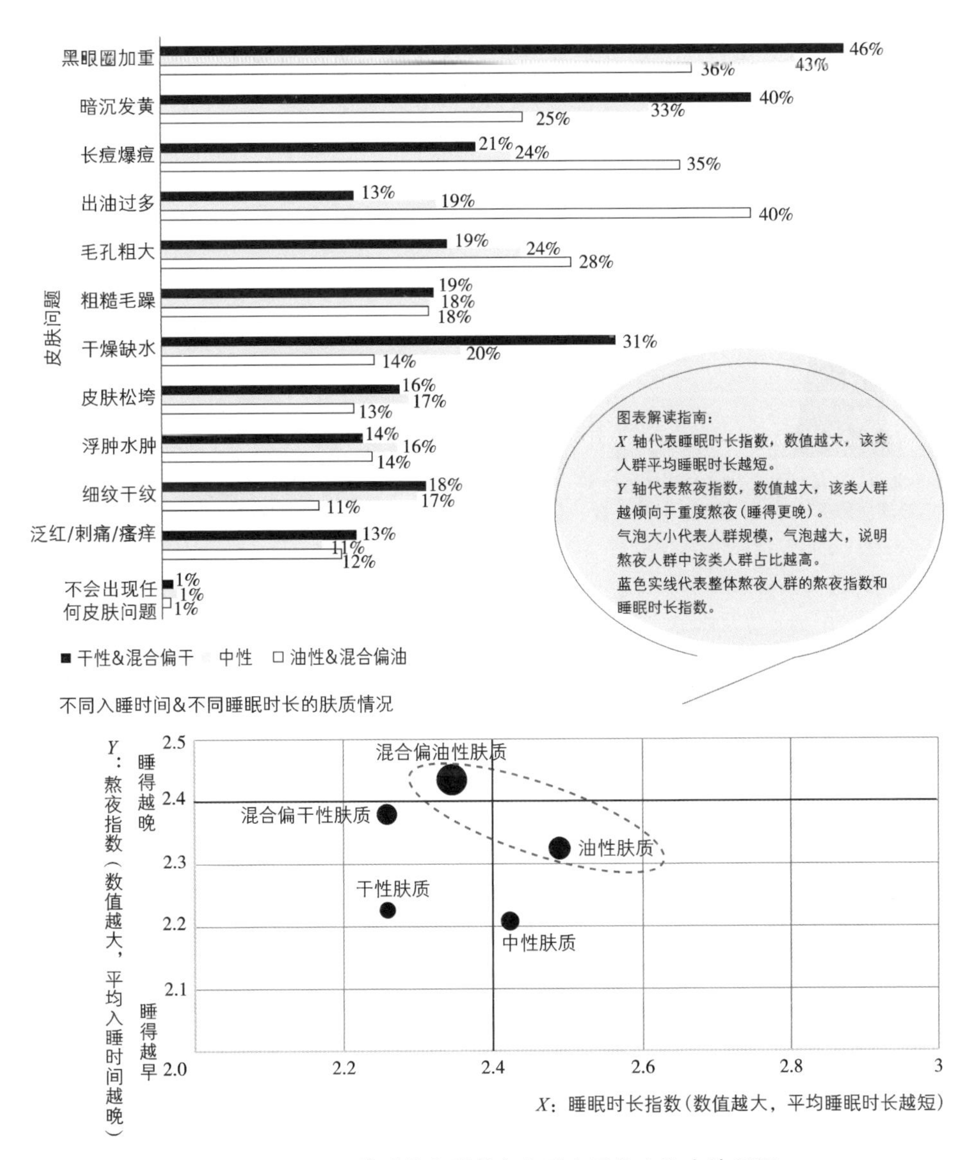

图2-31 不同肤质的人群熬夜之后容易发生的皮肤问题

数据来源：TMIC定量问卷调研，2023年5月，$N=10131$

2.7　熬夜人如何拯救“熬夜肌”

2.7.1　大多数 TA 的熬夜护肤是做加法

熬夜护肤与日常护肤相比，熬夜当天和当周一般会增加护肤次数，使用的护肤品件数也会增加；少部分人会减少护肤次数，精简护肤步骤（图 2-32）。

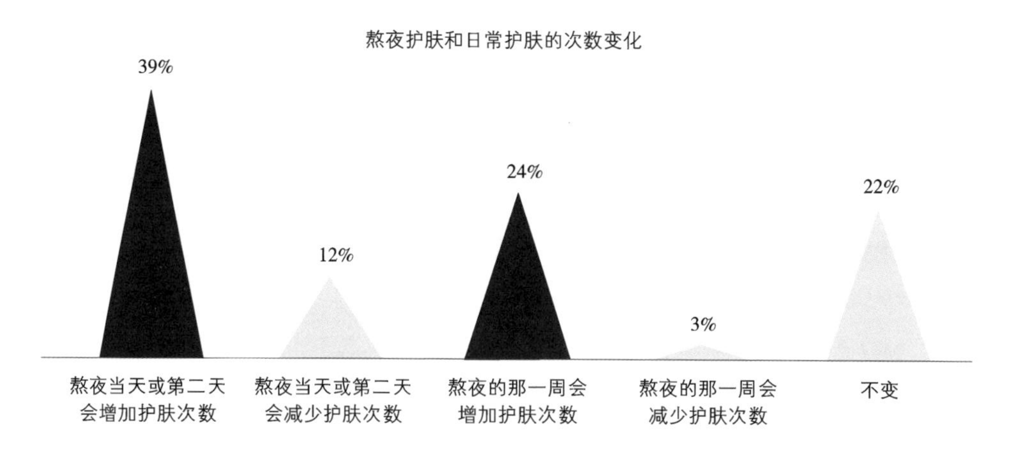

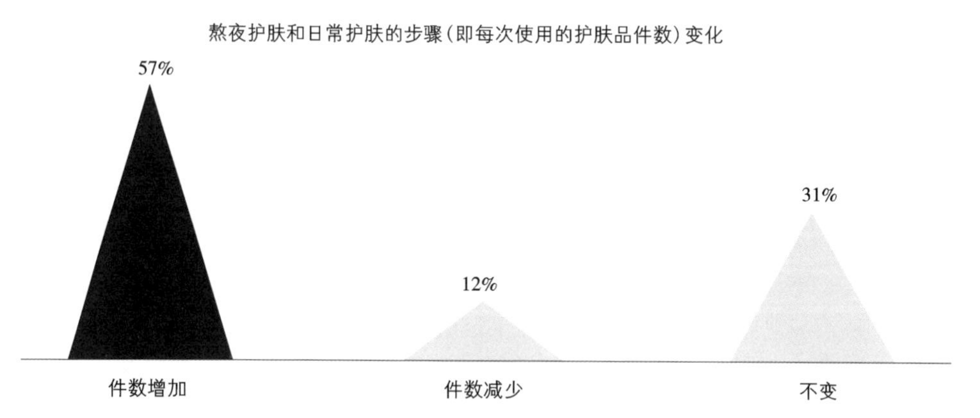

图 2-32　熬夜护肤与日常护肤对比

数据来源：TMIC 定量问卷调研，2023 年 5 月，$N=10131$

2.7.2 熬夜人使用的护肤品类型及功效

71%的熬夜人针对熬夜肌肤问题会选用特定的护肤产品，主要是精华、眼部护理产品等。

熬夜人最期待的护肤品功效 Top3：祛黄祛暗沉、改善黑眼圈、改善毛孔粗大（图 2–33）。

是否针对熬夜产生的皮肤问题
选择特定护肤品
不会选择
特定护肤
产品
29%
会选择特定
护肤产品
71%

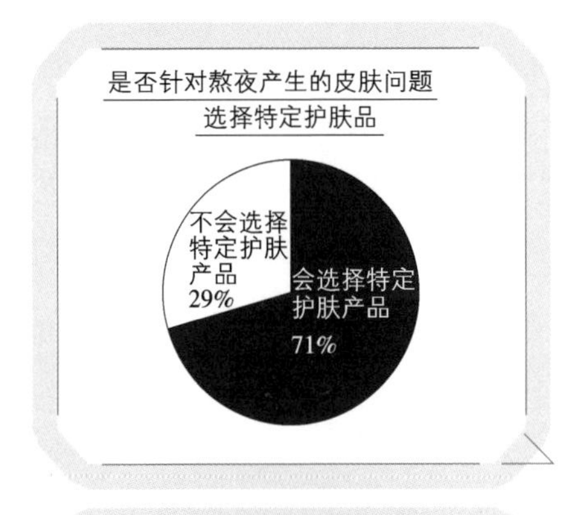

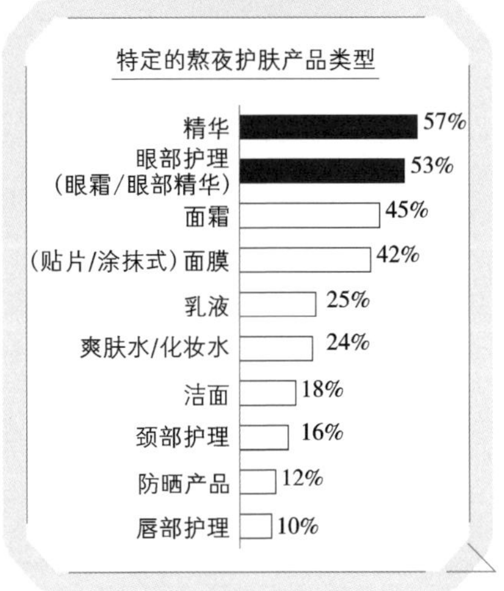

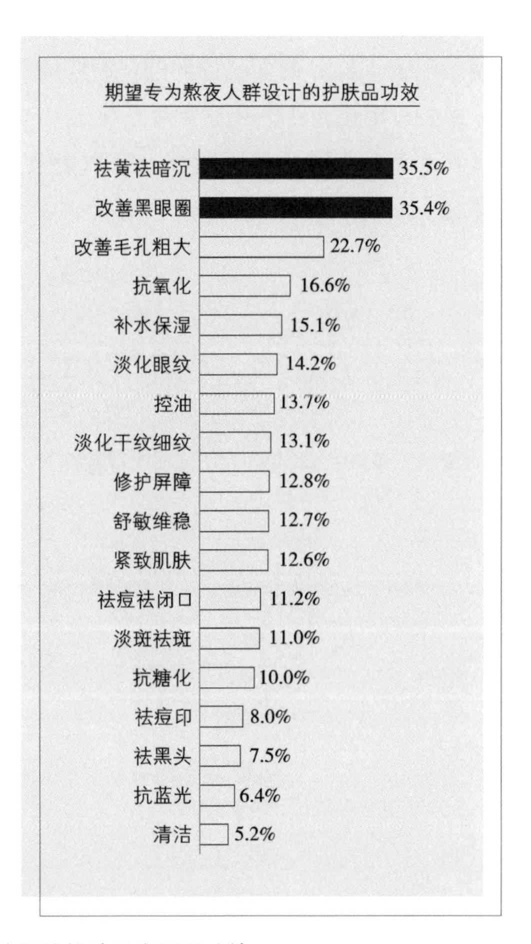

图 2–33　熬夜人使用的护肤品类型及功效

数据来源：TMIC 定量问卷调研，2023 年 5 月，N=9826（有护肤习惯的人）

根据调查结果，国民的熬夜现象为普遍晚睡早起，且已成为常态。超过六成的熬夜人群渴望改变熬夜情况，特别是 26~30 岁的年轻女性，以及互联网行业、广告传媒业、科学研究领域人员和研究生、待业人员等重度熬夜群体。

熬夜原因多样。尽管年轻人认识到熬夜可能引发严重的身体问题，但改变熬夜现状仍然难以实现。他们更倾向于通过护肤品来减小熬夜对肌肤造成的影响。

熬夜肌肤呈现多种特征，如黑眼圈、肤色暗沉、过度出油和易长痘。黑眼圈是熬夜人群普遍面临的问题，尤其受到年轻人的关注。熬夜也提高了肌肤的敏感性，年轻人在熬夜后更容易出油和长痘，而熟龄肌人群更容易出现皮肤干燥和衰老等问题。多数熬夜人采取熬夜护肤方式，即增加护肤次数和护肤品件数。

第 3 章

藏在肌肤里的秘密

The secret
hidden in the skin

藏在肌肤里的秘密

在过去的30年里，我们的生活和工作方式发生了巨大的变化，而我们的睡眠时间也随之改变。公开数据显示，2013年，中国人每晚的平均睡眠时间是8小时50分钟。然而，截至2022年的研究报告显示，这个数字已经减少为7小时5分钟。这意味着在过去的10年中，我国人均每晚睡眠时间减少了将近2个小时。

更令人担忧的是，2022年中国睡眠研究会支持出版的《中国睡眠研究报告2022》显示，超过3亿中国人存在睡眠障碍。经过我们对全网1万名消费者的调研发现，晚上11点后入睡的人占了93%，而熬夜至凌晨1点的人超过了30%。总体来说，熬夜已经成为现代生活的常态。在如今快节奏的社会中，熬夜文化正扮演着越来越重要的角色。

然而，在上一章节中，我们对熬夜人群进行了调查，并发现长期熬夜不仅会对身体各项机能造成不可逆的伤害，还会导致各种肌肤问题。从皮肤干燥失水、皮肤屏障变差到面部暗沉无光，再到皮肤紧致度变差、皱纹明显，熬夜仿佛成了衰老的加速器。这种因长时间熬夜、缺乏睡眠而导致的肌肤状态，我们将其定义为“熬夜肌”。

关于熬夜造成的皮肤损伤有很多研究和学说，其中一个重要观点认为打破皮肤生物钟是导致“熬夜肌”产生的一个重要原因。

3.1　皮肤生物钟

在现实中，我们都熟悉钟表的功能，即指引我们按时进行各项活动。而与之类似的，生物体内也存在着一种无形的“时钟”——生物钟。生物钟就像我们身体内的指挥官，准确地告诉不同部位，什么时候该做什么事情。而在皮肤中，也有着独立的“时钟”，即皮肤生物钟（图3-1）。

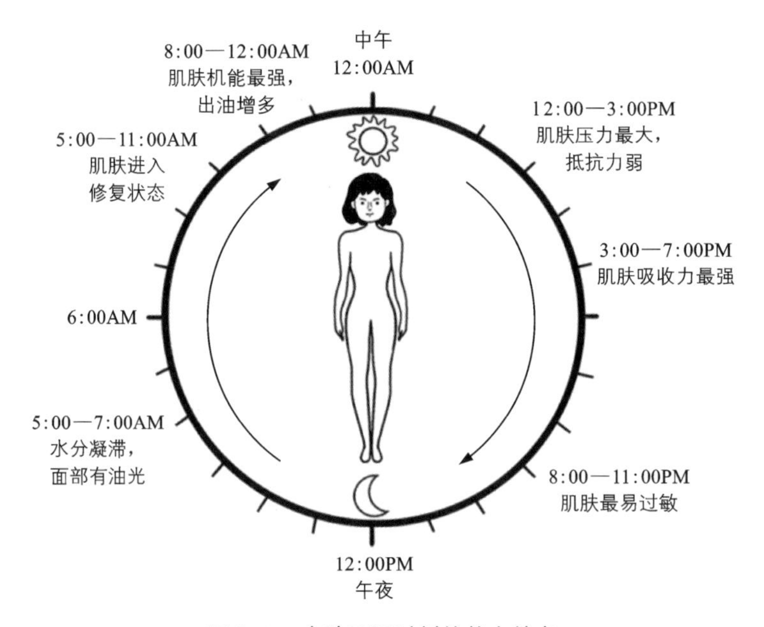

图3-1　皮肤不同时刻的状态特点

3.1.1　生物钟的运行方式

生物钟的运行是随着外界日照的变化来调控身体的各项机能，因此它的运行模式可简要概括为三个步骤：

第一步，接收日光信号。这一步由我们的视网膜负责，外界的视觉信息会在视网膜内发生光信号转化，并转化为可以被大脑接收的神经信号。

第二步，大脑分析并解读光源信号。在下丘脑（即在大脑皮质下调节内脏活动和内分泌活动的高级神经中枢），我们可以找到生物钟的信息解读中心，它位于下丘脑视交叉上核（SCN）的神经中枢。这个中心负责整合并分析各种外界输入的信号，其中就包括来自光源的信号。

第三步，大脑的中枢生物钟输出光源解读内容，并传递至各组织器官。当信息被充分解读后，下丘脑视交叉上核（SCN），即中央生物钟，会重新将信息发出。而那些具有接收生物钟信号功能的器官、组织等，即外周生物钟，将接收这些信号，并做出相应的行为、代谢及生理输出。

总体来说，位于大脑中枢的生物钟可以称为中枢生物钟，它扮演着“总司令”的角色，根据外部光源信号负责整个机体大的生物时钟方向调节。而像皮肤及其他不同组织部位中的生物钟属于外周生物钟，它们则类似于“团长”，需要听从中枢生物钟的指令，但也会结合自身具体情况，对自己手下的细胞小兵们进行周期性的任务调整（图 3-2）。

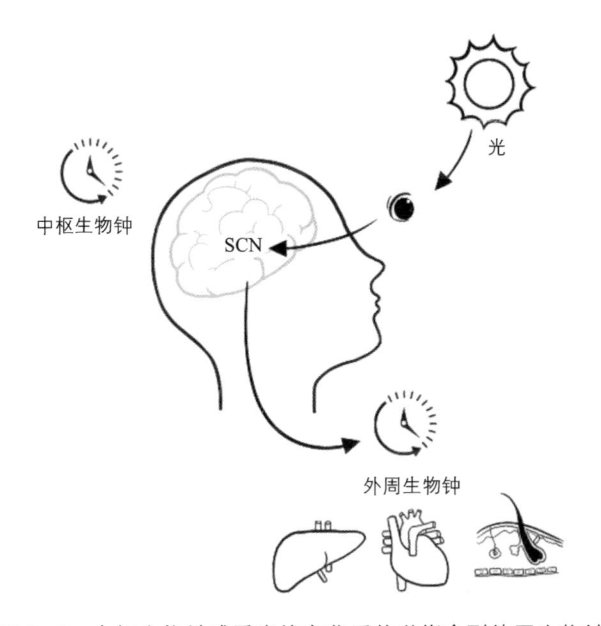

图 3-2　中枢生物钟感受光线变化后传递指令到外周生物钟

尽管生物钟主要根据日光来运行，但人造光源（灯光）、温度等外界因素同样会影响大脑对生物钟信号的解读。因此，为了保证并维持正常的生物钟运行，我们大脑中的下丘脑视交叉上核（SCN）每天都会根据日光进行校正。由于地球自转周期为 24 小时，生物钟伴随光源变化运作并校正的周期也正好是 1 天。

3.1.2 生物钟的分子机制

科学研究显示，在机体组织中高达10%的基因具有节律性，它们可以在生物钟的指导下周期性地表达。自20世纪80年代以来，科学家已成功分离和克隆了多种节律基因，例如*PER*、*CRY*、*BMAL*1、*ROR*、*REV-ERB*、*TIM*、*CLOCK*等。通过这些基因的节律性表达，皮肤生物钟可以控制和调节各项机能，以应对中央时钟的“指令”，并形成正、负反馈的调节方式。

● 分子调节方式

生物钟是由多个基因控制的，但并非一直都表达。有些节律基因在白天具有表达优势，而在夜间表达量则会减少；另一些节律基因则相反，在夜晚表达量较多。因此，我们将在白天有表达优势的基因称为日间基因，而在夜晚具有优势的则称为晚间基因。典型的日间基因包括*PER*家族和*CRY*家族，而晚间基因则包括*BMAL*1家族和*CLOCK*家族(图3-3)。

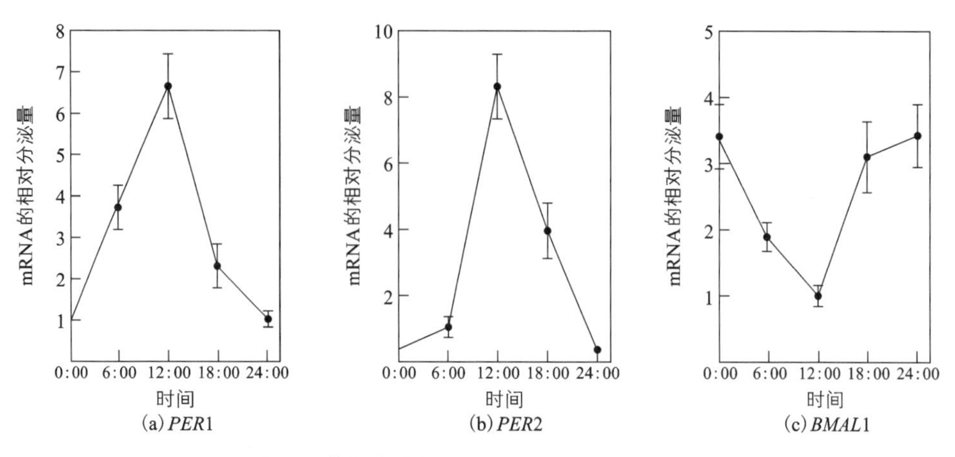

图3-3 一天中小鼠背部节律基因(PER、BMAL1)表达量随时间的变化

引用：TANIOKA M, YAMADA H, DOI M, et al. Molecular clocks in mouse skin[J]. J Invest Dermatol, 2009, 129(5): 1225-1231.

以*PER*和*CRY*基因为例，在黑夜结束、白天刚开始时，它们的表达量很低，然后逐渐升高，并在快入夜的时候达到表达高峰。而谁来上调*PER*和*CRY*基因的表达呢?

答案是由另外的节律基因 *CLOCK* 和 *BMAL*1 控制的。晚间基因家族 *BMAL*1 蛋白和 *CLOCK* 蛋白形成一个二聚体，与 *PER* 基因和 *CRY* 基因启动子区的 E-box 元件结合并相互作用，从而促进 *PER* 基因的表达。

在这个分子调节方式中，我们的基因并不是每一段 DNA 都能转录出蛋白质，而是需要特定的 E-box 区域来进行调节。这些小的基因片段实际上是转录蛋白质的开关，它们告诉我们基因在何处启动转录功能。

随着时间的推进，*PER* 和 *CRY* 蛋白不断表达生成。当达到一定阈值后，*PER* 和 *CRY* 却会反过来抑制 *BMAL*1 和 *CLOCK* 的表达，即 *PER* 和 *CRY* 达到峰值后就会形成二聚体，进入细胞核中，抑制 *CLOCK* 和 *BMAL*1 蛋白的合成，从而抑制 *BMAL*1 和 *CLOCK* 的表达。同时，*PER* 和 *CRY* 是不稳定的，会被缓慢降解，于是乎，转录减少了，然后其自身也被降解了。因此，随着夜色加深，*PER* 的量逐渐下降，并在黑夜结束、白天刚开始时，回到了整个周期的起点。由于 *PER* 和 *CRY* 含量的下降，解除了对 *CLOCK* 和 *BMAL*1 的抑制，从而重新转录出新的 *PER* 和 *CRY*。如此一来，就形成了一个周期振荡的正、负反馈系统。

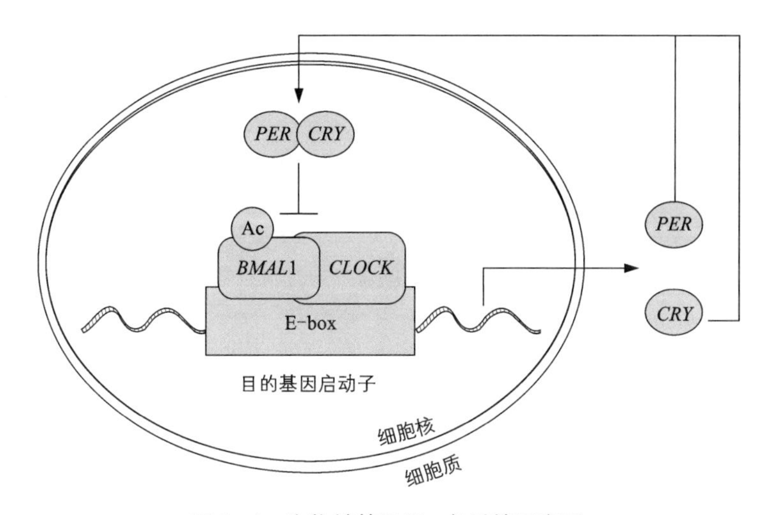

图 3-4　生物钟基因正、负反馈示意图

引用：DESOTELLE J A，WILKINC M J，AHMAD N. The circadian control of skin and cutaneous photodamage[J]. Photochem Photobiol，2012，88(5)：1037-1047.

这个正、负反馈环被视为一个分子振荡器，控制着数千个时钟控制基因 (clock-controlled genes，*CCGS*) 的周期性表达。这些 *CCGS* 在其启动子/增强子区域均具有E-box序列，大多数编码了新陈代谢、激素、神经和免疫功能中各种细胞信号通路的关键调节因子，对机体的正常运行起着重要的作用。

3.1.3　生物钟的皮肤表现

皮肤作为人体与外界的第一道防线，具有独特的皮肤生物钟。

在皮肤生物钟的作用下，人类皮肤白天和晚上的机能各不相同，所以机体常见的生理指标也呈现周期性的变化属性。这些生理指标包括皮肤水合、经皮失水量(TEWL)、毛细血管血流量、皮脂分泌量、皮肤温度、皮肤pH、角质形成细胞增殖率等，最终，这些指标共同呈现出皮肤整体在白天呈现日防御，在夜晚呈现夜修护的生物钟现象(图3-5)。

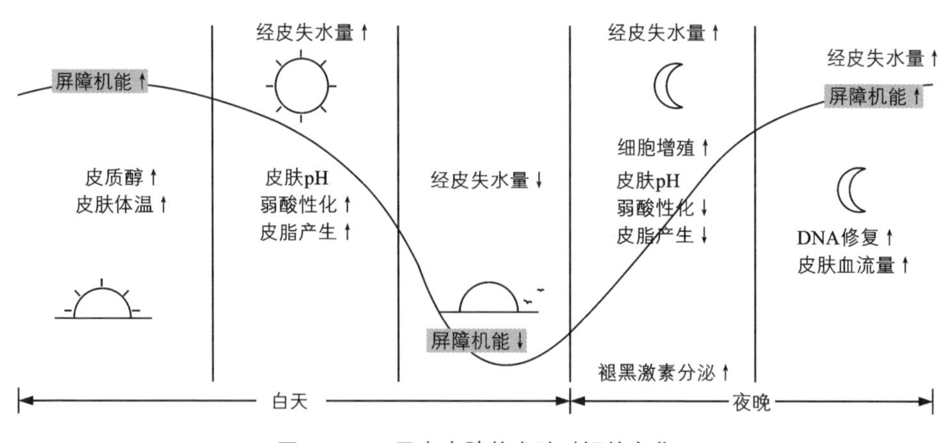

图3-5　一天中皮肤状态随时间的变化

- 日防御

白天皮肤需要帮助机体对抗外界的诸多刺激，比如紫外线和物理损伤，因此皮肤细胞主要致力于加强自我防御能力，提高天然屏障作用。

在生物钟的作用下，白天机体的油脂分泌会增加，会形成一层皮脂膜在皮肤表面，减少水分蒸发从而起到保湿作用，并在中午达到高峰。此外，生物钟还会提高水通道蛋白的活性，水通道蛋白负责从真皮层吸取水分到表皮，相当于用"水龙头"为皮肤提供水分，水通道蛋白的活性越高，表皮补充的水分就越多，从而实现补水保湿的作用。

● 夜修护

虽然在白天皮肤极力保护自我，但皮肤细胞还是难免受到损伤，因此，夜间皮肤工作的重点是自我再生修复。在半夜，皮肤会激活自我 DNA 修复机制，通过提高 DNA 合成与有丝分裂等过程来达到细胞增殖的目的。

文献报道，晚上皮肤细胞的增殖量至少是白天的 30 倍，这是由于白天皮肤在紫外线的照射下会产生大量自由基，容易导致细胞受损和 DNA 损伤，因此，夜晚进行细胞增殖能把损伤风险降到最低，而这一切都是在生物钟基因的调控下进行的。

3.2 “熬夜肌”的产生

尽管我们的生物钟以 24 个小时为周期运作，但它还是会受到其他外部因素的干扰。

可以将下丘脑视交叉上核（SCN）比喻成一个平静的湖面，而温度、光线、饮食习惯、睡眠习惯、激素变化等内在和外在因素则如同河岸边的小石头，当我们丢入石子时，湖水会产生涟漪，这些涟漪将影响下丘脑这个中枢生物钟的运行，表现为其信号输出内容的改变，从而影响外周生物钟。

我们将所有能干扰生物钟的外部因素统称为授时因子，而熬夜则是最主要的授时因子之一，熬夜会影响昼夜节律和内稳态平衡，从而导致一系列皮肤问题，形成“熬夜肌”。

3.2.1 熬夜导致昼夜节律紊乱

如前文所述，在正常情况下，当夜晚降临时，大脑中枢生物钟会接收到外界光照变化，通过神经系统和内分泌系统释放促进睡眠相关激素——褪黑素，告诉机体“天黑了，该睡觉了”，从而调节中枢生物钟与外部环境同步化，达到“日落而息”，褪黑素的分泌在晚间中段时间(凌晨 1 点—3 点)达到峰值，在晚间后段时间逐渐减少。

熬夜则是在夜晚本该进入睡眠休息的时间，人体被迫接收了大量的人造光源污染，大量的蓝光刺激中枢生物钟，并向松果体发送抑制褪黑素分泌的信号，从而影响睡眠的过程（图3-6）。同时，睡眠时间的缩短、睡眠质量的降低等作息紊乱会反馈性地对中枢生物钟及外周生物钟进行调控，影响时钟基因的表达。

因此，单纯地从入睡时间来看，可能你只是从晚上11点变成1点入睡，往后延迟了2个小时入睡而已，但在生物学上来说，是你的睡眠-觉醒过程向后发生了推移，由此会引起一系列时钟基因的表达。

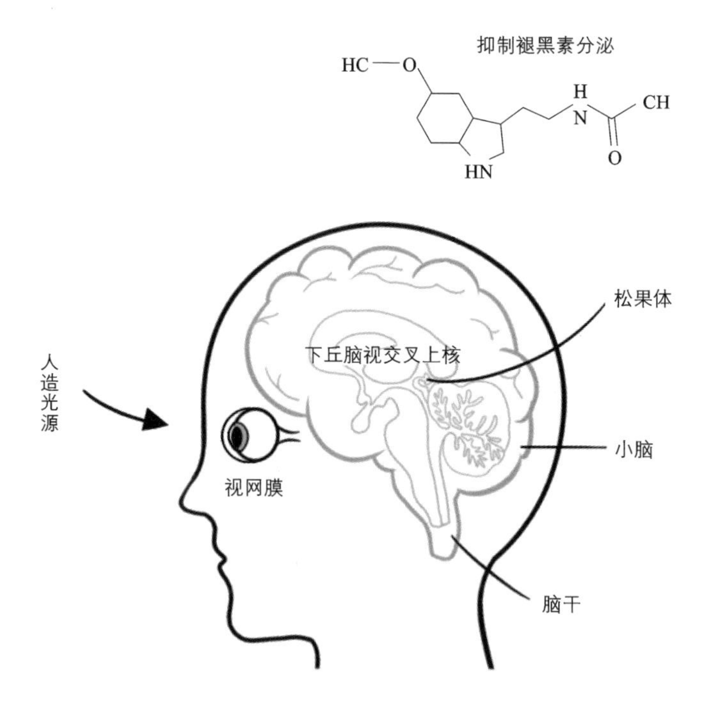

图3-6 夜晚人造光源影响褪黑素分泌示意图

以晚间基因*BMAL*1为例，如图3-7所示：正常情况下，*BMAL*1基因在黑夜中的表达是逐步上升的，直至达到峰值；然而，如果你突然晚了2个小时睡觉，生物钟感受到了蓝光的刺激后误以为天还没黑，从而相应地推迟了*BMAL*1基因表达量上升的时间，即生物钟的相位改变，同时，对熬夜者来说，尤其是长时间暴露在蓝光环境下，*BMAL*1的表达量会减少，即生物钟的振幅下降。这种基因表达量和表达时间的变化就意味着节律被打乱了。

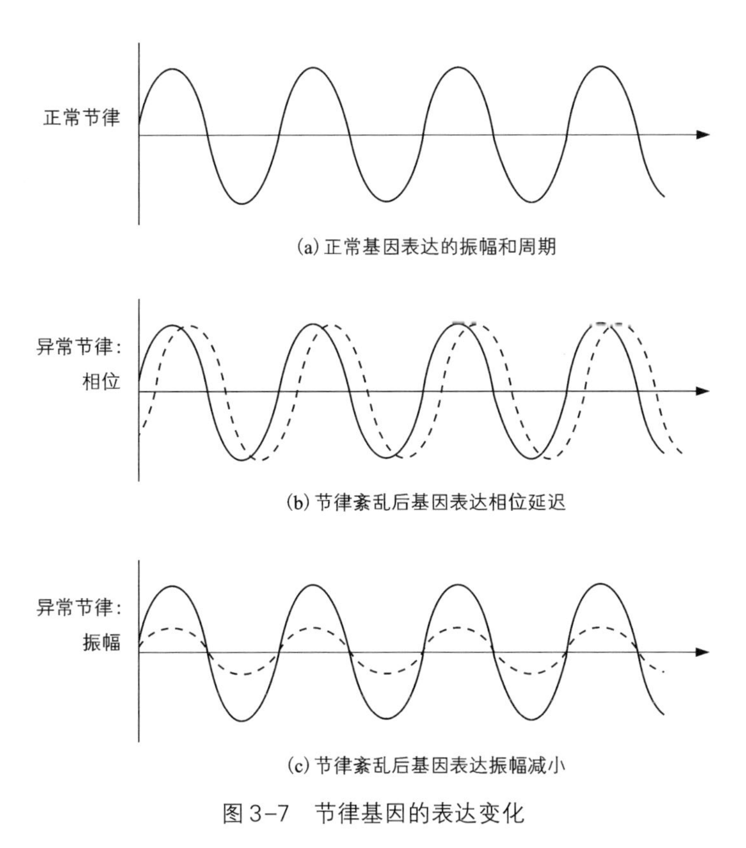

(a) 正常基因表达的振幅和周期

(b) 节律紊乱后基因表达相位延迟

(c) 节律紊乱后基因表达振幅减小

图 3-7　节律基因的表达变化

3.2.2　熬夜导致内稳态系统紊乱

熬夜除了会导致昼夜节律紊乱外，也会导致内稳态系统的紊乱。

熬夜对内稳态的扰乱是通过下丘脑-垂体-肾上腺皮质(HPA)轴实现的。HPA 轴是神经内分泌系统的重要部分，参与控制应激反应，并调节很多机体活动，是一个直接作用和反馈互动的复杂机制。

如图 3-8 所示：正常情况下，下丘脑神经元分泌促肾上腺皮质激素释放激素(CRH)。CRH 被输送到垂体，在那里它与 CRH 受体 1 型(CRH- R1)结合，并促进垂体前叶的阿黑皮素原(POMC)肽的合成。在前激素转化酶(PC1 或 PC2)作用下，POMC 被加工为不同的 POMC 衍生的神经肽激素，如促肾上腺皮质激素(adrenocorticotropic hormone，ACTH)、α-黑素细胞刺激素(α-melanocyte-stimulating hormone，α-MSH)、β-内啡肽(β-endorphin)。反过来，ACTH 通过血流到达肾上腺皮质外层，与 MC2 受体(MC2-R)结合，并刺激糖皮质激素(GC)的产生，包括皮质醇和皮质酮。皮质醇是人体主要的应激激素，调节多种应激反应，也影响着皮肤的状态。

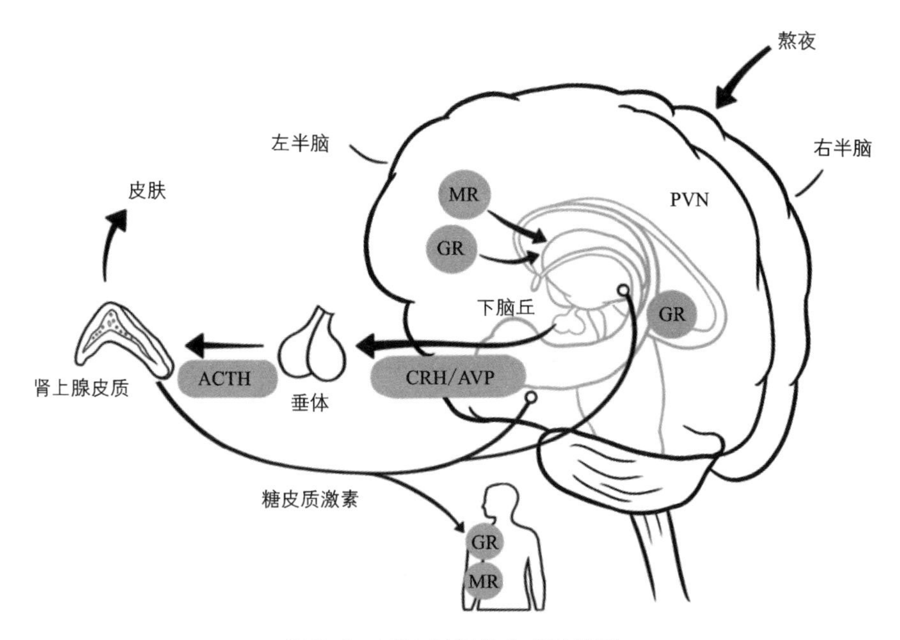

图3-8 HPA轴运作方式示意图

皮肤同样拥有自己的HPA轴，它不仅在皮肤内部相互作用，还通过体液和神经冲动传递与神经内分泌系统进行交互呼应。

HPA轴分泌的激素在不受干扰的条件下遵循昼夜节律的释放模式。以糖皮质激素中的皮质醇为例，其分泌有昼夜节律性，午夜时水平最低，清晨时水平最高，这一节律性分泌由中枢神经中枢生物钟接收光信号后整合信息并传递给下丘脑室旁核，与HPA轴共同维持着糖皮质激素的节律性释放(图3-9)。同时，位于肾上腺的外周生物钟和HPA轴的其他组分也有利于皮质醇的节律性分泌。然而，当机体受到熬夜等外部压力而发生改变时，HPA轴的活性会增强，导致内分泌紊乱，激素分泌增加。这进一步影响了正常的皮肤功能和内稳态平衡。

除了皮质醇外，常见的HPA轴内分泌激素还有促肾上腺皮质激素释放激素(CRH)和促肾上腺皮质激素(ACTH)，表3-1为这些内分泌激素在皮肤细胞中的分布及其对皮肤功能的影响。

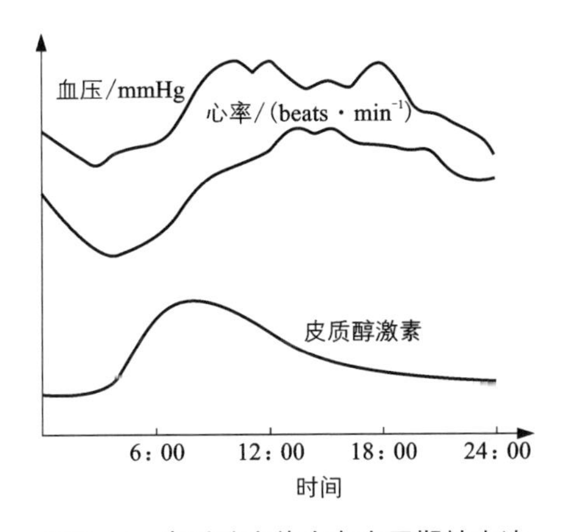

图 3-9　皮质醇在体内存在周期性表达

引用：AZMI N A S M，JULIANA N，AZMANI S，et al. Cortisol on Circadian Rhythm and Its Effect on Cardiovascular System[J]. Int J Environ Res Public Health，2021，18(2)：676.

表 3-1　皮肤常见的内分泌激素及其在皮肤中的分布及影响

内分泌激素	来源	效应细胞	影响
促肾上腺皮质激素释放激素(CRH)	下丘脑；皮肤角质形成细胞，皮脂腺细胞和肥大细胞	CRH-R1 亚型表达于表皮、真皮和皮下；CRH-R2 亚型在毛囊角质形成细胞和乳头成纤维细胞中表达	刺激下游促肾上腺皮质激素和皮质醇产生；增殖，分化，细胞凋亡，炎症和血管生成
促肾上腺皮质激素(ACTH)	垂体；皮肤黑色素细胞，表皮细胞，毛囊角质形成细胞和真皮成纤维细胞；朗格汉斯细胞，单核细胞和巨噬细胞	MC2-R 在皮肤黑色素细胞、毛囊、表皮角化细胞、皮脂腺和汗腺，以及真皮成纤维细胞、皮脂腺和汗腺、肌肉和真皮血管中表达	刺激皮质醇和皮质酮的产生；黑色素生成，细胞因子产生，细胞增殖，树突形成，毛发生长，免疫和炎症调节
皮质醇	肾上腺皮质；皮肤毛囊，黑色素细胞和成纤维细胞	糖皮质激素受体(GR)在所有皮肤细胞中普遍表达	主要影响免疫和炎症系统；通过 P13K/Akt 通路促进细胞增殖和存活；毛囊增殖分化；表皮屏障形成

3.2.3　熬夜肌肤问题

皮肤作为人体的器官，直接与外界环境接触，具有多种重要功能，包括屏障、吸收、感觉、体温调节、物质代谢、分泌和排泄、免疫等，对于维持体内环境的稳定至关重要。

人类的皮肤主要是由表皮、真皮和皮下组织3层组成。早在2000年，Zanello等通过研究在培养的角质形成细胞、黑色素细胞和成纤维细胞的mRNA和蛋白水平，证实了*CLOCK*和*PER*1的表达，首次报道人类皮肤可能受昼夜节律的遗传成分控制。Spörl等通过对人类表皮中的昼夜节律基因表达进行全基因组微阵列分析，进一步证实了表皮受昼夜节律调控这一结论。

实际上，昼夜节律机制在皮肤的各个细胞类型中都有观察到。昼夜节律机制可调节许多皮肤生理过程，包括免疫、细胞增殖、代谢和DNA损伤修复等。而熬夜可能会对昼夜节律造成一定的破坏，导致表皮屏障功能受损、皮脂分泌增加等皮肤问题的出现。

● 表皮屏障功能受损

长期熬夜会导致皮肤失水率增加和角质层水合作用降低。科学研究表明，基底表皮细胞中的水通道蛋白3(AQP3)受到生物节律调控，科学家通过对人角质形成细胞(HaCat)的研究发现，AQP3的表达受到*CLOCK/BMAL*1异源二聚体的调控，进一步证明了时钟基因参与了依赖于时间的皮肤水合作用。因此，长期熬夜会干扰皮肤的生物节律调控，导致AQP3的表达受到影响，进而影响皮肤的水合作用。结果可能表现为皮肤失水，变得干燥和粗糙。

● 痤疮增多和皮脂分泌增加

痤疮严重程度与激素水平显著相关。其中，激素如CRH、ACTH等的释放会导致雄激素分泌增强，从而促进皮脂腺增殖和分化，同时，皮脂腺导管口异常角化和脂质分泌增强也是影响痤疮的重要因素。

● 伤口/屏障修复减慢

以节律基因*BMAL*1为例，来自美国加州大学欧文分校的Mikhail Geyfman教授团队研究指出，*BMAL*1的缺失会导致皮肤角质层表皮自我更新效率低下，角化细胞分化减少，从而影响皮肤屏障功能。

● 自由基增多

来自美国威斯康星大学的 Peiling Wang 博士团队研究显示，节律基因 *BMAL*1 在白天自由基水平较高时控制细胞分裂的数量，并在细胞分裂高峰期抑制自由基氧化，从而保护细胞 DNA，如果 *BMAL*1 的表达量减少，可能加速皮肤细胞的损伤。

*BMAL*1 的缺失会导致活性氧（ROS）和超氧化物歧化酶（SOD）的累积。研究还发现 *BMAL*1 的缺失与活性氧物种调节因子 1（*ROMO*1）的积累有关。*ROMO*1 是一种负责诱导细胞内活性氧（ROS）产生的蛋白质。总的来说，这项研究指出 *BMAL*1 在皮肤中是 *ROMO*1 和氧化应激的关键调节因子。

● 诱发皮肤炎症

蓝光会影响时钟基因 *PER*1 的表达而扰乱昼夜节律，造成 DNA 的损伤增加，并且导致炎症因子（IL-1α、IL-6、IL-8 和 TNF-α）增加。科学家通过将皮肤模型暴露于强度逐渐增加的蓝光环境中，根据产生的炎症介质进一步评估蓝光造成的损伤。炎症介质会随着暴露于蓝光的时间的延长而逐渐增加，证明蓝光不仅通过降低 *PER*1 来中止肌肤夜间天然修复机制，还会导致更多的细胞内损伤。

● 引起 DNA 损伤

蓝光不仅会引起 *PER* 基因的变化，还会上调 *CRY* 基因的表达，衰老本身会导致大多数器官和组织的氧化应激增加，所以生物节律紊乱会导致皮肤加速衰老。

研究显示，蓝光照射后会导致细胞 *PER*1 分泌量降低，并且导致 ROS 的积累、DNA 损伤及炎症的加剧。

同时，胶原蛋白的合成、分泌和降解都依赖于生物节律，因此生物节律紊乱会导致皮肤弹性和强度降低。

● 肤色暗沉

毛囊（HF）中的 *BMAL*1 或 *PER*1 可增加 HF 黑色素含量，进而导致肤色变黑。通过敲低 *BMAL*1 基因，可降低 *PER*1 的转录，而 *PER*1 沉默则可诱导黑色素形成的主要调控因子 MITF 的磷酸化，从而在体内和体外刺激人类黑色素形成和黑色素细胞活性。

因此，当熬夜打乱了昼夜节律后，从分子层面来看，会导致 DNA 损伤和皮肤细胞受损。这反映到皮肤表观上就表现为干燥、暗沉、炎症、痤疮等多种大家能感知的问题。要更好地解决这些肌肤问题，除了针对表观问题，我们还需要从其根源入手。

3.3　总结

“熬夜肌”是指由长时间的熬夜、缺乏睡眠等因素导致的亚健康状态的皮肤。

“熬夜肌”的产生是因为熬夜扰乱了人体生物钟及内稳态系统，从而出现一系列皮肤问题。

即使对于不同的人群来说，“熬夜肌”可能对应的问题不完全相同，但可以概括为皮肤干燥脱屑、皮肤屏障受损到面部暗沉无光，再到皮肤紧致度变差，皱纹、黑眼圈明显，有些皮肤还会出现出油、敏感和痤疮的现象。

第 4 章

“熬夜肌”护理解决方案

Night owls' skin
care solutions

“熬夜肌”护理解决方案

为了更好地解决“熬夜肌”相关的问题，我们通过“国人熬夜现状”的调研数据，整理并梳理了熬夜后可能会出现的7大皮肤问题，并且针对每个问题，依据目前已知的科学研究结论，提出了相应的护理解决方案。

为了更好地理解本节内容，我们认为了解有关皮肤的基本知识是必要的。因此，现在让我们一起重新认识皮肤，为后续内容打下基础。

4.1 重新认识皮肤

4.1.1 皮肤基本结构及功能

很早以前，人们甚至是医生都认为皮肤是没有生命的，它只不过是挡在身体与外界恶劣环境之间的一层保护膜。事实是皮肤整体宛如一个活力全开的工厂，各个结构分工明确，且在有规律地进行代谢。

皮肤结构由里到外分别为皮下组织、真皮层、表皮层及附着在表层会动态变化的皮脂膜。其中，表皮层又依次分为基底层、棘层、颗粒层、角质层（图4-1）。

● 表皮层

表皮层的结构如图4-2所示，角质形成细胞就占了表皮细胞的80%，所以脸部表皮的结构可以根据角质形成细胞的形态和分化程度分为基底层、棘层、颗粒层、角质层4层，而在脚底和掌心部位的皮肤还会有额外的一层透明层。

表皮层结构要从基底层说起。基底层位于表皮的最底层，仅有一层柱状或

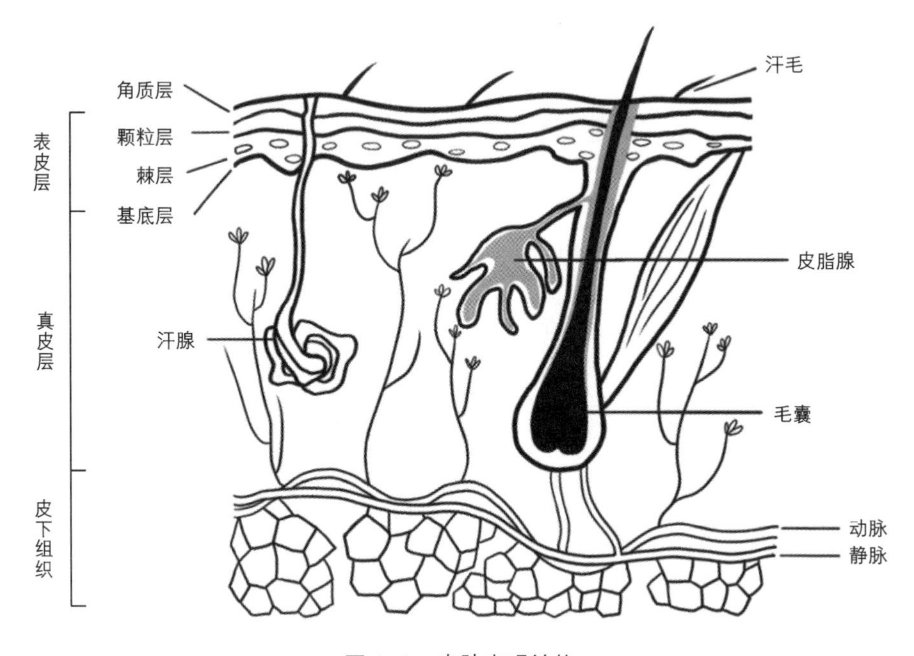

图 4-1 皮肤表观结构

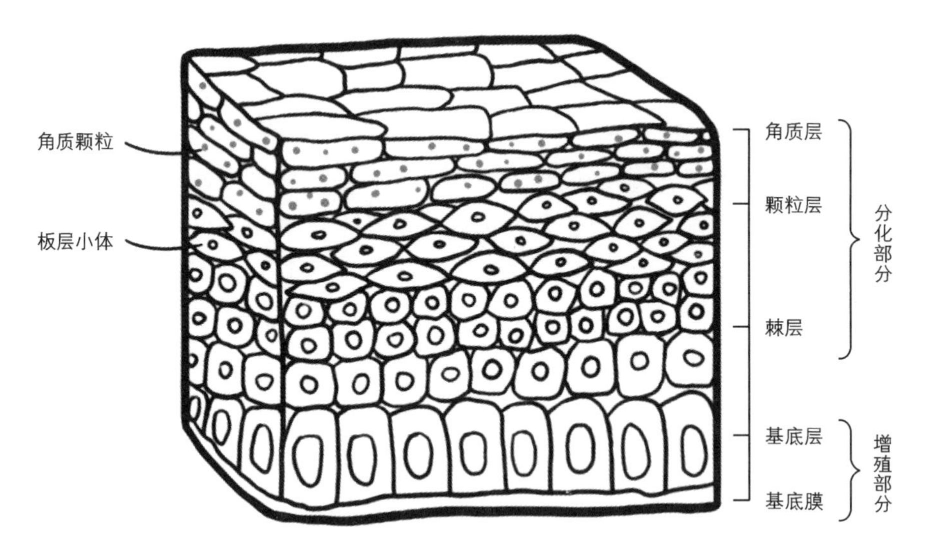

图 4-2 表皮层结构

立方状的基底细胞，其具有分裂、增殖能力，分裂比较活跃。而角质形成细胞就是由基底细胞不断增殖、分化而产生的。这些不断产生的细胞向体表推移，以补充衰老脱落的角质形成细胞，因此基底层细胞与皮肤自我修复、创伤修复及瘢痕形成有关。

随着基底细胞的分裂和分化，细胞来到了棘层。棘层细胞最明显的特征是这一层的细胞向四周伸出许多细短的突起，表面呈带刺状，所以叫棘层。棘层由4~8层带棘突的多角体细胞组成，细胞间隙较大，含丰富的感觉神经末梢及组织液。这个时候细胞内含有双层膜包被的板层小体(lamellar body)。板层小体是细胞间脂质的来源，而细胞间脂质是皮肤屏障功能中的主要组成部分，后续我们将对此进行详细介绍。

到了颗粒层后，细胞形态开始变得更紧密，其细胞质内含有透明的角质颗粒。这种颗粒会分化为角蛋白，以防止细胞液外漏，同时，它们与酸性磷脂酶、疏水性磷脂和溶酶体酶等一起构成防水屏障，有效阻止皮肤的水分流失，并阻挡外界物质的进入。颗粒层通常由3~5层扁平细胞或梭形细胞组成，其是进一步向表皮细胞分化的细胞，由于它处于正常表皮细胞和死亡细胞之间的过渡阶段，因此也被称为过渡带。

终于，经过层层分化，角质形成细胞到了目的地——角质层，此时它的形态已经变得截然不同了，主要表现为角质包膜的形成和细胞核、细胞膜等细胞器的变化。在这个阶段细胞核消失，细胞质逐渐分化为具有保护作用的角蛋白，最终形成富含角质蛋白的角质细胞层，完成角化并形成一堵防护墙。

随后，角质细胞使命完成，从皮肤脱落，被新的角质细胞代替，在正常情况下，大约28天完成一个循环，但受年龄、皮肤状态影响，个体循环周期可能略有不同。

● 真皮层

在组织学上，真皮属于不规则致密结缔组织，结缔组织由细胞和大量细胞间质构成。结缔组织的细胞间质包括液态、胶体状或固态的基质，细丝状的纤维和不断循环更新的组织液，具有连接、支持、营养、保护等多种功能。

皮肤的真皮层是由细胞、纤维(胶原纤维、弹性纤维)及细胞外基质组成的(图4-3)。

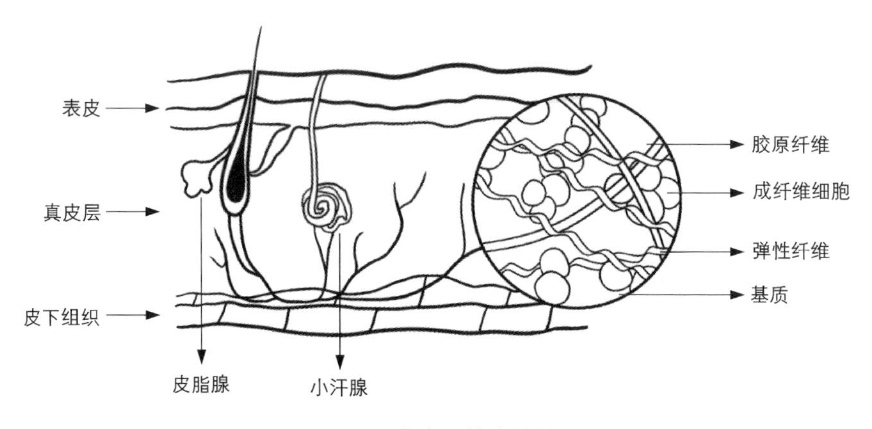

图4-3　真皮层基本结构图

● 成纤维细胞

正如表皮层中的角质形成细胞，在真皮层的成纤维细胞也是维持真皮层最重要的细胞之一。成纤维细胞可以合成和分泌胶原纤维、弹性纤维、网状纤维等纤维成分，同时也能分泌糖胺聚糖和糖蛋白等基质成分。

在成纤维细胞的生长增殖阶段，它分泌的纤维和基质组成了整个真皮层的结构和骨架(图4-4)。

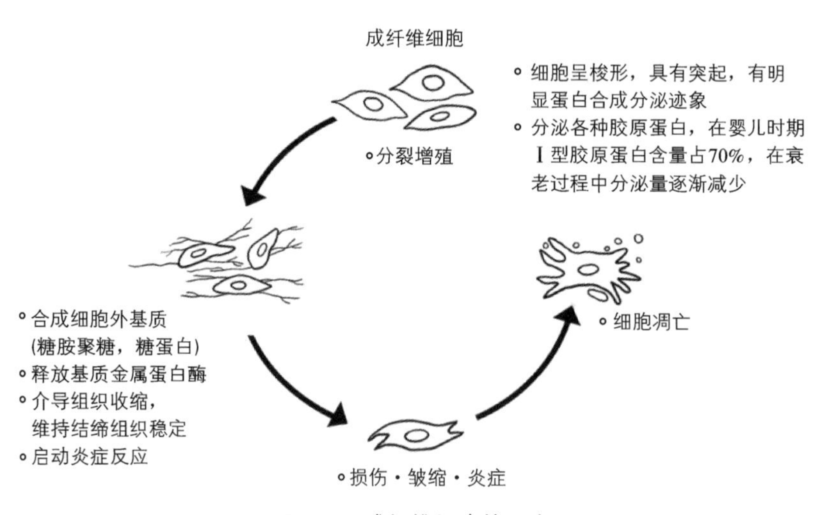

图4-4　成纤维细胞的一生

- 生长阶段

·细胞呈梭形，具有突起，有明显蛋白质合成分泌迹象。

·分泌各种胶原蛋白，在婴儿时期Ⅰ型胶原蛋白含量占70%，在衰老过程中分泌量逐渐减少。

- 增殖阶段

·合成细胞外基质（糖胺聚糖、糖蛋白）。

·合成细胞外纤维（分泌胶原纤维、弹性纤维、网状纤维等纤维成分）。

·释放基质金属蛋白酶。

·介导组织收缩，维持结缔组织稳定。

·启动炎症反应。

- 衰老阶段

·合成纤维和基质减少。

·蛋白质分解加剧（Ⅰ型胶原蛋白不再合成、金属蛋白酶活性增加）。

·光老化导致自由基增多，氧自由基加剧细胞损伤。

·大量炎症反应。

·细胞凋亡。

纤维

胶原纤维

胶原纤维是由胶原蛋白组成的粗细不等的纤维，约占真皮外基质质量分数的70%。胶原纤维束纵横交错，与皮肤表面平行排列；这些胶原纤维束具有一定伸缩性，主要功能是提供韧性和抗拉强度，但缺乏弹性。

皮肤中主要的胶原蛋白是Ⅰ型和Ⅲ型胶原蛋白。成人皮肤中，Ⅰ型胶原蛋白约占85%，Ⅲ型胶原蛋白占10%～15%。

而Ⅱ型胶原蛋白只分布于软骨和玻璃体中，由软骨细胞产生，具有促进软骨细胞分化的作用。另外，Ⅳ型胶原蛋白被称为基底膜胶原，由内皮、上皮及平滑肌细胞产生，与Ⅴ型胶原蛋白等共同构成基膜，有过滤、屏障及渗透等作用，同时还与细胞再生及肿瘤生长有关。

- 弹性纤维

弹性纤维为分支成网的细枝状，由弹力蛋白和微原纤维构成，对皮肤的弹性和张力起着重要的作用。然而，在皮肤的自然老化过程中，弹性纤维会出现降解、断裂、消失；日晒也可使弹性纤维变性，使皮肤松弛并出现皱纹。

- 网状纤维

网状纤维不是独立的纤维成分，仅是幼稚的、纤细的未成熟胶原纤维（主要成分是Ⅲ型胶原蛋白），其直径仅为 0.2~1.0 μm。在胚胎时期，网状纤维出现最早。在正常成人皮肤中，网状纤维稀少，仅见于表皮下、汗腺、皮脂腺、毛囊和毛细血管周围。

- 细胞外基质

细胞外基质（ECM）是由细胞分泌到细胞外间质中的大分子物质，会构成复杂的网架结构，支持并连接组织结构，调节组织的形成和细胞的生理活动。

细胞外基质主要包含两种成分：纤维和基质。其中，纤维包括胶原纤维、弹性纤维和网状纤维。基质主要由糖胺聚糖、蛋白聚糖和黏附性糖蛋白组成。

基质的作用：①支撑和连接细胞；②参与细胞形态变化、增殖分化及迁移等生物学作用。

糖胺聚糖包括透明质酸、硫酸软骨素、肝素等，对保持皮肤水分有重要作用，1 g 糖胺聚糖可结合 500 g 的水。

糖胺聚糖由细胞合成后分泌到细胞间基质，随后会不断地发生降解，在人成年后，糖胺聚糖的合成和降解会处于一种动态平衡的状态，然而，随着年龄增长，糖胺聚糖的合成效率会逐渐降低，而降解效率则会提高，因此皮肤中的糖胺聚糖含量会逐步下降。

皮下组织

皮下组织是指位于真皮以下的皮肤结构，主要成分为脂肪组织，由脂肪细胞构成，中间含有丰富的血管、淋巴管、神经和表情肌，是支撑皮肤的重要组织，其形态和分布在很大程度上决定了轮廓美感。同时，皮下组织在人体中还承担着减振器的角色，通过轻软而自然地缓解压力，为整个皮肤提供了必需的能量支持。

由于脂肪位于皮下组织深处，大部分护肤成分无法到达，因此市面上所谓祛橘皮产品、节食按摩以及各种高温、低温、振动疗法等减脂产品或方法的成功率普遍较低且效果不长久。从演化角度看，女性相比男性具有更丰富的脂肪组织，这使得女性在食物匮乏时也能够孕育后代并保证营养供给。因此我们不必为脂肪困扰焦虑，何况大多数女性根本没有她们想象中的那么胖。

其他皮肤附属器

皮肤附属器包括皮脂腺、汗腺、毛囊、乳腺等。其中，皮脂腺与我们皮肤状态的关系最为紧密。

皮脂腺

皮脂腺位于皮肤真皮层，是一种泡状腺体（图 4-5）。

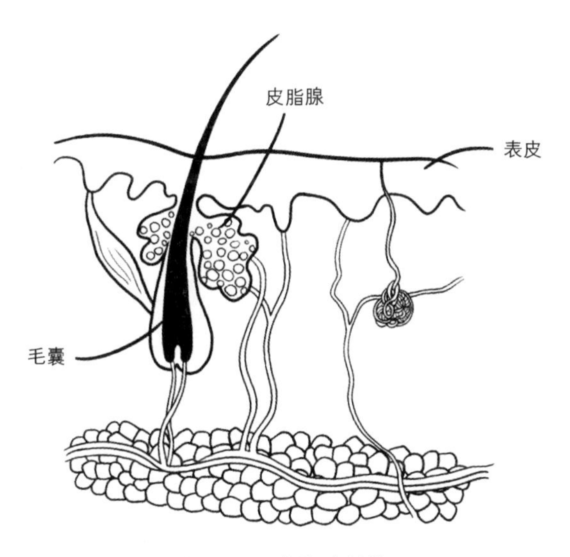

图 4-5　皮脂腺结构

皮脂腺分泌的皮脂，经导管分泌到毛囊，再经毛孔来到皮肤表面。皮脂的分泌受激素调节，通常在青春期发育后增多。前额、鼻、背上部的皮脂腺最多，称为皮脂溢出部位；其余的部位比较少，而手掌和脚掌是没有皮脂腺的。

皮脂是一种复杂的混合物，包含多种脂类成分。除了表皮细胞间的脂质外，皮脂也是皮肤中脂质的第二大来源。与表皮细胞间的脂质不同，皮脂还含有角鲨烯和蜡酯等成分，不含神经酰胺和磷脂等成分。可以将其视为天然润肤霜，其遍布皮肤表面，使得我们拥有柔软光滑而健康亮丽的肌肤。此外，皮脂除了提供保湿功能之外，还能抑制病菌繁殖——因为其弱酸性并不适合大多数病原体生存。

4.1.2 皮肤的屏障功能

屏障功能指的是皮肤的双向性保护作用：一方面具有对外界机械性、物理性、化学性、微生物损伤的防护作用，保护着体内各个重要脏器；另一方面可防止体内营养物质、水分等的丢失，维持皮肤的含水量，使皮肤滋润。

正因为皮肤的这一屏障功能，它在维持机体内环境的稳定上扮演着重要的角色。

从传统意义上或是从狭义的角度上来看，皮肤屏障主要是指物理屏障(角质层)，然而，随着科学研究的深入，现在普遍认为的皮肤屏障从广义上来说包括物理、化学、生物性(免疫、微生物)屏障等。

● 物理屏障

物理屏障功能主要由角质层提供(图 4-6)。角质层的细胞呈“砖墙结构”，从名字上也不难看出它就像水泥墙一样，可以帮助机体抵挡住大部分的侵害。另外，这样的“砖墙结构”也能够防止体内的水分、电解质和营养物质的流失。同时，“水泥”即细胞间脂质，既有亲水基又有亲脂基，所以会有利于一些小分子物质的渗透，同时能结合水分子，保持角质层的水分含量。

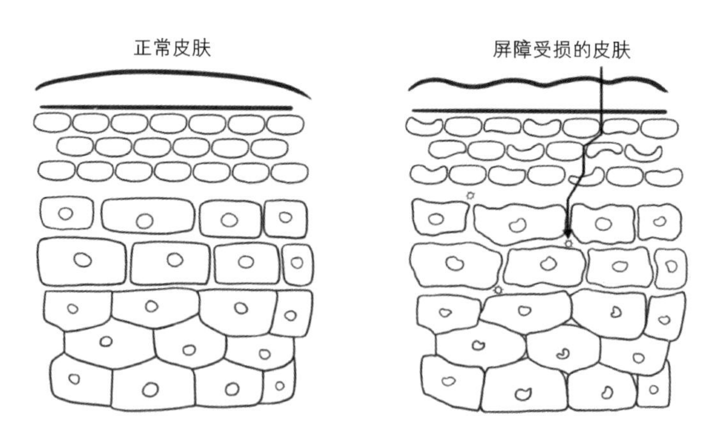

图 4-6 正常皮肤对比受损皮肤

● 化学屏障

化学屏障是由油脂和微酸性的液体形成的，可以理解为皮脂膜+其他产酸性物质的组织结构(图4-7)。

皮脂膜是一层覆盖在皮肤最外层的动态保护膜，它由皮脂腺分泌的皮脂、角质细胞崩解产生的脂质、汗腺分泌的汗液以一定比例融合在角质层表面乳化形成。它的成分为甘油三酯(57.5%)、蜡酯(26.0%)、角鲨烯(12.0%)、胆固醇酯(3.0%)、胆固醇(1.5%)及其他游离脂肪酸。皮脂膜的作用如下：

· 皮脂膜呈弱酸性，pH为4.5~6.5，有碱中和作用，可以缓冲碱性物质等刺激物对皮肤的伤害。

· 皮脂膜中的一些游离脂肪酸能够抑制致病微生物的生长。

· 滋润皮肤，皮脂膜的脂质可有效滋润皮肤，使皮肤柔韧、润滑、富有光泽，同时可防止皮肤水分过度蒸发或外界水分及其他物质大量进入，使皮肤的含水量保持正常。

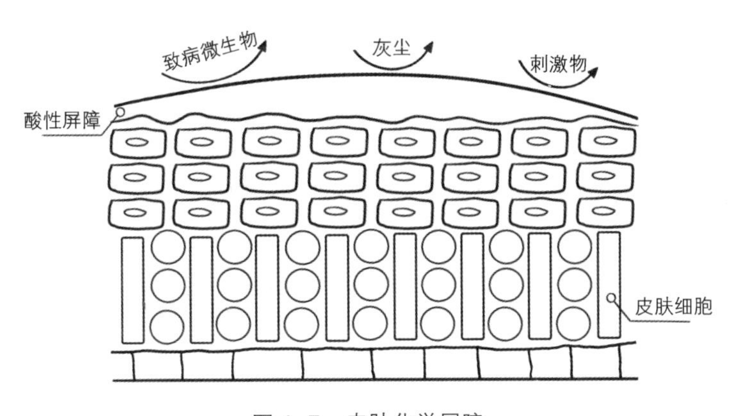

图4-7　皮肤化学屏障

● 微生物屏障

微生物屏障是由一系列与皮肤互利共生的微生物所构成的一种“无形”的屏障，这些微生物常驻在皮肤表面，因此也被称为常居菌(图4-8)。与之相对的是停留时间较短的、可能会对肌肤有害的暂居菌，例如金黄色葡萄球菌等。微生物屏障的作用如下：

· 与细菌直接竞争，同有害菌争夺养料和空间，合成脂肪酸降低皮肤 pH，提供一个酸性环境。

· 杀灭有害菌，合成抗菌肽和抗生素等生物活性分子，选择性除菌，增强免疫力。

· 强化细胞连接，微生物与表皮的互动可以增强细胞间的紧密连接，促进表皮分化。

· 强化脂质屏障，提升角质层中脂类、脂肪酸和鞘脂类（如神经酰胺）的合成。

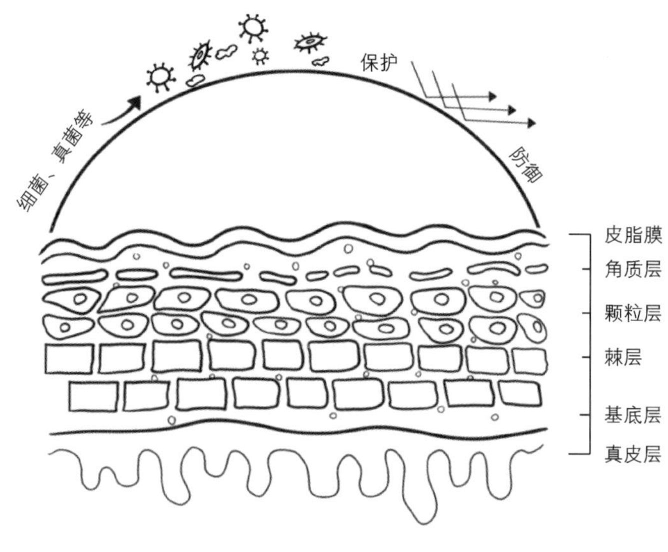

图 4-8　皮肤微生物屏障

免疫屏障

皮肤的免疫屏障由结构组成细胞（例如角质形成细胞等）和免疫细胞（例如朗格汉斯细胞、巨噬细胞等）所构成，作为人体对抗外界入侵的第一道屏障，它能够识别、破坏和清除各类对机体有害的病原体（图 4-9）。而个别情况下，当受到外界刺激后，皮肤的免疫细胞释放组胺，引起平滑肌收缩、毛细血管扩张等一系列反应。

通常情况下，免疫屏障可以很高效地清除掉这些病原体，保护肌肤健康，呈现"一片祥和"；但如果入侵的微生物太多，免疫屏障无法快速地消灭它们，就会引起肌肤的炎症，最典型的情况就是出现痤疮。

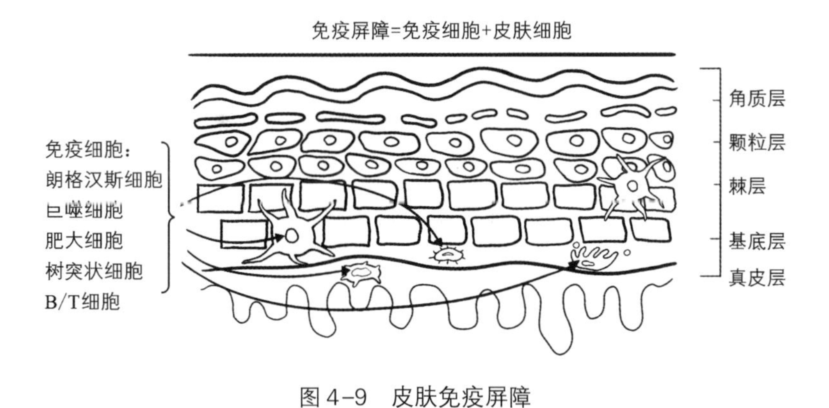

图 4-9　皮肤免疫屏障

实际上皮肤的各屏障功能并不是独立存在的，而是互相协作、相互作用的，比如物理屏障其实也是免疫屏障的一部分，微生物会参与到化学屏障的形成中，而免疫屏障又会监视着这些微生物。

正是得益于这些屏障的精密配合，我们才能维持正常的生理功能。

4.1.3　皮肤肤质

认识自己的皮肤肤质是科学护肤的先决条件，只有了解自己的肤质，才能选择适合自己皮肤的护肤品，并且采用正确的护理方法来进行护理，从而快速而有效地达到护肤养颜的目的。

在日常生活中，我们可以根据皮肤角质层含水量、皮脂分泌量及皮肤对外界刺激的反应性等，将皮肤分为中性、干性、油性、混合性和敏感性 5 种类型。

● 中性皮肤

中性皮肤属于理想的皮肤状态。它的角质层的含水量在 20%左右，皮脂分泌适中，皮肤 pH 为 4.5~6.5，皮肤紧致、光滑且富有弹性，毛孔细小且不油腻，同时，对外界环境不良刺激的耐受性较好。这种皮肤多见于青春期前的人群。

护肤要点：对于中性皮肤，由于它是非常容易护理的皮肤类型，只需要补水保湿，防止肌肤缺水干燥。

● 干性皮肤

干性皮肤角质层含水量低于10%，皮脂分泌少，pH>6.5。此类皮肤由于分泌皮脂相对少，难以保持水分，因此缺水又缺油，虽然肤质细腻，但肤色暗沉、干燥且有细小皱纹，洗脸后紧绷感明显。通常老年人的皮肤多为此种类型，而年轻人的干性皮肤多是因为缺水，皮脂含量一般来说是正常的。

护理要点：保湿、滋润，宜选择油脂偏重的护肤品，避免使用刺激性强的护肤品。

● 油性皮肤

油性皮肤皮脂分泌旺盛，pH<4.5，皮肤弹性好，不易出现皱纹，但其皮脂的分泌量与其角质层的含水量(<20%)不平衡，皮肤看上去油光发亮、毛孔粗大、肤色暗且无透明感，容易发生痤疮、毛囊炎及脂溢性皮炎等皮肤病。这类皮肤最常见于青春期及一些体内雄性激素水平高或具有雄性激素高敏感受体的人群。

护理要点：在于日常的清洁，防止毛孔堵塞。建议使用含油脂少的护肤品，平时饮食少食辛辣、刺激性、油炸和高脂肪食品。

● 混合性皮肤

混合性皮肤兼有油性皮肤和干性皮肤的特点，即面中部(前额、鼻部、下颌部)为油性皮肤，双侧面颊及颞部为干性皮肤。

护理要点：混合性皮肤需要分区保养，根据不同的部位分别采用干性皮肤的保养方法及油性皮肤的保养方法。在清洁面颊部和眼周时应避免选用偏碱性的洁肤产品，在T字部位则可选用洁面乳及去油面膜加以护理。

● 敏感性皮肤

敏感性皮肤也称为敏感性皮肤综合征，它是一种高度敏感的皮肤亚健康状态。处于此种状态下的皮肤极易受到各种因素的刺激而产生刺痛、烧灼、紧绷、瘙痒等主观症状。与正常皮肤相比，敏感性皮肤所能接受的刺激程度非常低，抗紫外线能力弱，甚至连水质的变化、穿化纤衣物等都能引起其敏感性反应。此类皮肤的人群常表现为面色潮红、皮下脉络依稀可见。

护理要点：减少刺激，避免过敏因素。在使用护肤品之前尽量先做皮肤过敏试验，例如在耳后部位涂抹少量产品，确认无过敏反应后再使用。

此外，美国皮肤美容界大拿 Leslie Baumann 医生基于五型分类法做了进一步的研究，提出了更专业更详细的十六型皮肤分类法（图 4-10）。

具体来说，十六型皮肤分类法从四个因素来分析皮肤。四个因素组合在一起构成十六种皮肤类型：

- 油性（oil，O）vs 干性（dry，D）。
- 耐受性（resistant，R）vs 敏感性（sensitive，S）。
- 色素性（pigmented，P）vs 非色素性（non-pigmented，N）。
- 紧致性（tight，T）vs 皱纹性（wrinkled，W）。

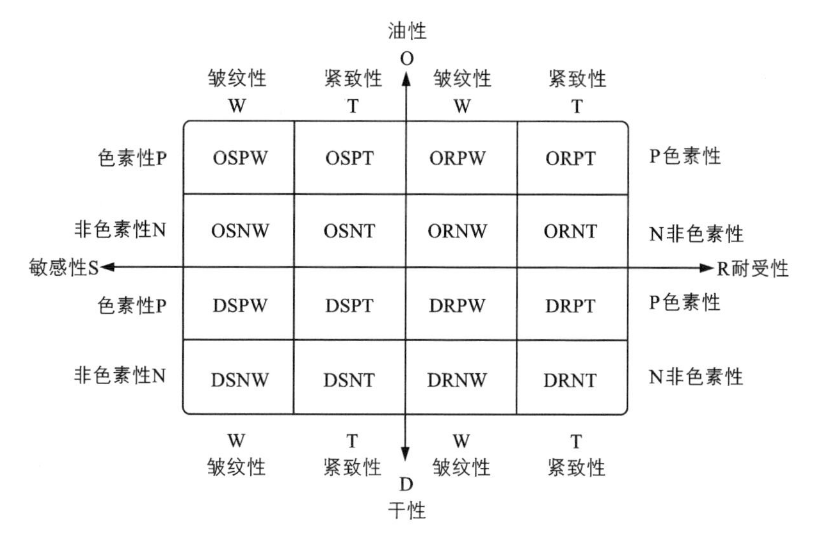

图 4-10　十六型皮肤分类法

● 油性（oil，O）vs 干性（dry，D）

根据肌肤油脂的分泌状态和含水状况对肤质进行划分。水油平衡是健康肌肤必不可少的重要条件，调和肌肤水油状况也是护肤的重要方面：干性肌肤应当重视补充水分，并加强肌肤屏障的锁水能力；而油性肌肤则应当精减护肤成分，减轻肌肤负担，抑制油脂分泌。

- 耐受性(resistant，R) vs 敏感性 (sensitive，S)

其主要描述肌肤对外部刺激因素的敏感程度，在护肤品领域主要表现为对一些致敏物质、香精物质的耐受程度。敏感性肌肤对刺激性物质具有更强烈的反应，通常表现为泛红、瘙痒甚至出现肿胀，应当格外注意避开含有过敏性物质的护肤产品。耐受性肌肤很少表现出过敏反应，但也应适当注意，防止因屏障受损转化为敏感肌。

- 色素性(pigmented，P) vs 非色素性 (non-pigmented，N)

主要判断肤质是否具有形成黑色素的倾向。黑色素可以保护皮肤避免晒伤，黑色素会加深肤色，使面部肌肤更加暗沉，并且在紫外线照射下会在皮肤表面形成黑斑、雀斑和一些深色区域，导致肤色不均。色素性皮肤可以偏重美白型功能护肤品，帮助提亮、均匀肤色；非色素性皮肤则应当加强日常防晒，减少紫外线损伤。

- 紧致性(tight，T) vs 皱纹性(wrinkled，W)

主要判断肌肤是否容易产生皱纹。皱纹的影响因素有很多，主要包括年龄、个人基因、外部环境、个人生活习惯等。皱纹性皮肤更容易生成皱纹或已经表现出细纹，在护肤时应当倾向于使用具有提拉紧致效果成分的产品，修复抚平已有细纹；紧致性皮肤则可以预防为主，稳固皮肤现有的紧致状态、延缓衰老。

上述四个因素结合在一起构成了十六种独特的皮肤类型。每一种类型皮肤的护肤方式和皮肤未来变化趋势都是不同的。

我们要明确的一个点是，肤质并不是固定不变的，不同季节、不同的生活条件和机体的内在因素等，都会导致我们的肤质产生变化(不过天生的大油皮变为干皮还是有点难度的)。

- 年龄

儿童时期，皮肤多以干性为主；当进入青春期后，受到激素影响，部分人会向油性、混合性肤质改变。而随着年龄继续增长，皮脂的分泌会随之减少，肤质向干性和中性转变。

- 季节和环境

受温度影响冬天，皮肤油脂分泌减少；相反，夏天皮肤油脂分泌增多。所以油性和混合性皮肤到了冬天，可能向中性、混合偏干性皮肤转化。

湿热的南方地区，油性和混合偏油性皮肤的比例更大；而干燥的北方地区，干性和混合偏干性皮肤的比例更大。因此，在北方地区为干性的皮肤，到了南方可能会向中性或油性皮肤转化。

总的来说，属于什么肤质，基因决定50%～90%不等，剩下的部分由其他因素共同决定。

了解完皮肤的基础知识和肤质后，我们正式踏上“熬夜肌”解决方案之旅。

4.2 熬夜与干燥

4.2.1 干燥与脱屑的产生

皮肤是人体的天然屏障，具有坚韧、柔软和富有弹性的特点，还拥有天然的保湿性能。皮肤的保湿性能，使它能够起到维持皮肤结构的完整性和屏障功能的重要作用。皮肤的含水量在整个皮肤层内呈动态分布，真皮层的含水量可达80%(真皮层可视为皮肤的“水库”)，越向皮肤表面推移，皮肤含水量越低，角质层的含水量一般为10%～30%(图4-11)。

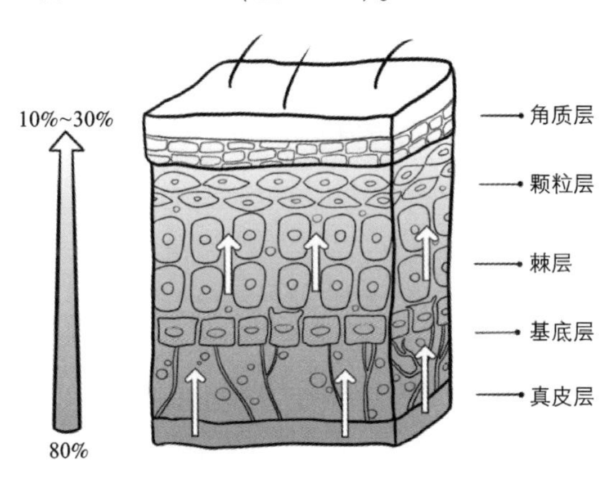

图4-11　皮肤各层含水量变化图

当角质层含水量低于10%时，皮肤就可能出现粗糙、暗沉、干燥、脱屑等问题(图4-12)。

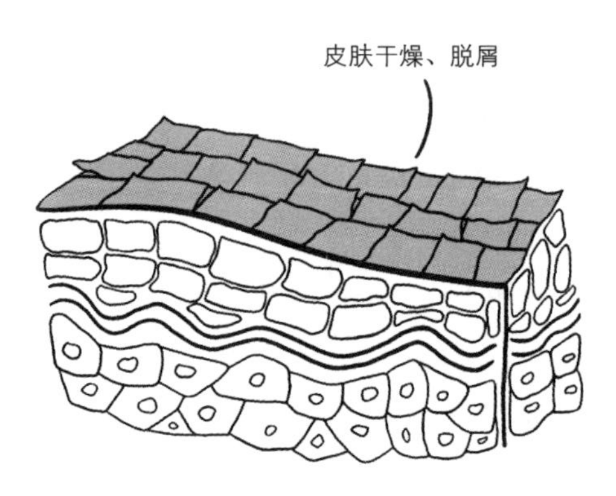

图4-12　皮肤干燥、脱屑

4.2.2　熬夜会导致皮肤干燥吗?

皮肤的干燥状态在自我感知上通常是非常明显的。科学家在研究熬夜对皮肤水分影响的实验中，主要通过检测皮肤的角质层含水量、经皮失水卒及皮肤脱屑等几个指标来判断皮肤表皮层的干燥程度(表4-1)。这些指标可以提供客观的数据，帮助科学家了解皮肤水分状况，并评估熬夜对皮肤的影响。

表4-1　判断皮肤表皮层的干燥程度常用的检测指标

皮肤表观检测指标	判断标准
角质层含水量	反映皮肤角质层当下含水量，数值越大，代表皮肤含水量越高，反之则越低
经皮失水率	反映皮肤角质层当下保水能力，数值越大，代表皮肤保水能力越差
皮肤脱屑	角质层作为皮肤最外面的一层，有自己一定的更新替换节奏。新产生的角质层细胞会替换老的角质层细胞，而皮肤会因此以一种我们看不见的方式完成自我的脱落与更新。但当表皮含水量发生明显变化时，往往会导致角质层代谢的异常，而我们则可以通过皮肤脱屑量的变化来判断其干燥程度

● 熬夜对角质层含水量的影响

在一项国外的研究中，当人一晚只睡 3~4 小时时，皮肤的角质层含水量会骤减，可能第 1 天还是水嫩的皮肤，第 2 天就变成“沙漠”皮了；而在国内的一项类似的研究中，中国女性保持连续 5 天每晚 4 小时的睡眠，皮肤的角质层含水量会逐渐降低。熬夜人群皮肤的角质层含水量测试结果(图 4-13)显示：随着熬夜天数的增加，水分流失会越来越严重。

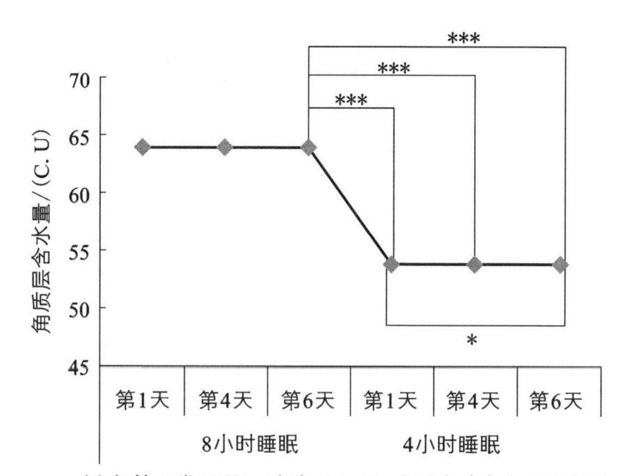

(a) 保持正常睡眠6天与每晚只睡4小时皮肤含水量的变化

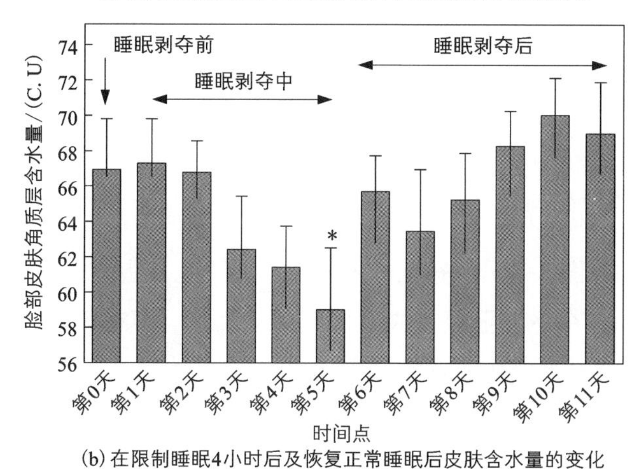

(b) 在限制睡眠4小时后及恢复正常睡眠后皮肤含水量的变化

(“*”表示显著性差异，下同)

图 4-13 熬夜人群皮肤的角质层含水量测试结果

引用：JANG S I, LEE M, HAN J, et al. A study of skin characteristics with long-term sleep restriction in Korean women in their 40 s[J]. Skin Research and Technology, 2020, 26(2): 193-199.

MATSUBARA A, DENG G, GONG L L, et al. Sleep deprivation increases facial skin yellowness[J]. Journal of Clinical Medicine, 2023, 12(2): 615.

另外，研究者们以23：00为熬夜界线，发现长期23：00之后入睡的人皮肤角质层含水量比23：00之前入睡的人要低。同时还有一个结论：长期熬夜人群的入睡时间越晚，皮肤含水量就会越低（图4-14）。

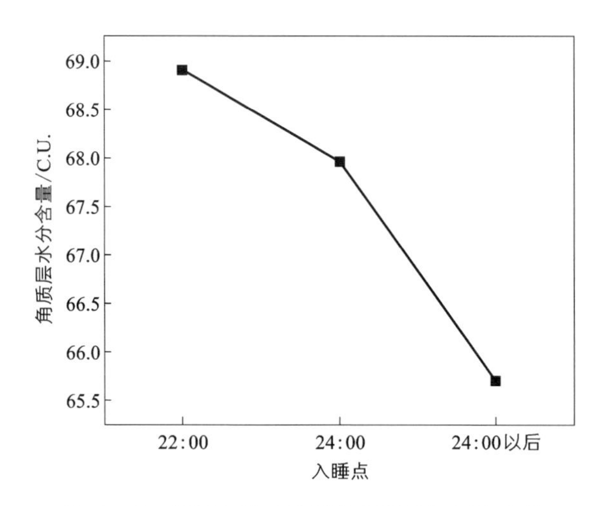

图4-14 不同入睡点人群的皮肤角质层含水量

引用：刘婷. 熬夜人群皮肤生理特性与皮肤微生态的相关研究[D]，上海：上海应用技术大学，2020.

除了脸颊，还有研究对比了熬夜前后唇部及眼周的皮肤角质层含水量变化，结果发现眼周皮肤角质层含水量变化不大，但唇部皮肤角质层含水量会因熬夜而降低。

● 熬夜对经皮失水率的影响

有研究发现（图4-15），在正常不熬夜情况下，皮肤的保水能力会在一天之中发生变化，下午的皮肤经皮失水率会高于上午；而在熬夜之后（连续2晚睡眠3小时），皮肤的经皮失水率会整体升高。

在一个让人保持24小时通宵熬夜的实验中，研究者们发现不仅脸颊，连眼周皮肤的经皮失水率都会因熬夜而显著升高。

另外，在一个大样本量人群的调查中发现，长期23：00之后入睡的人，皮肤经皮失水率会显著高于非熬夜人群；而且通过对比不同入睡时间人群发现，皮肤经皮失水率会随着入睡时间的推后而逐渐升高（图4-16）。

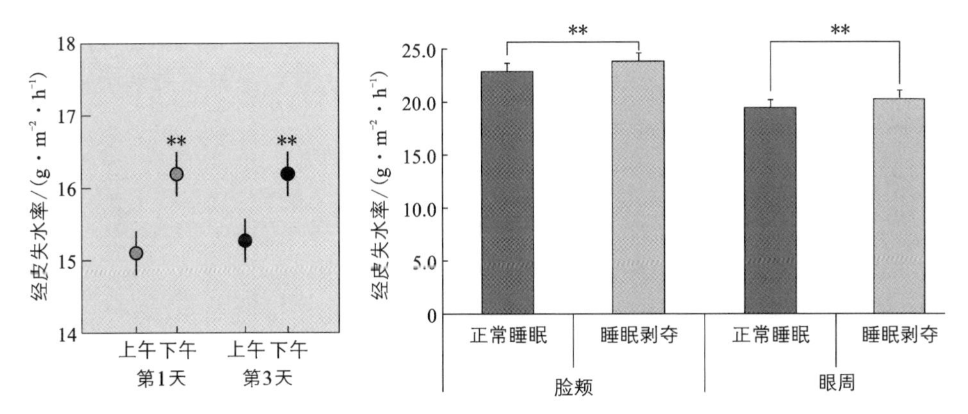

(a) 正常睡眠皮肤上午和下午的经皮失水率，与连续熬夜2晚后皮肤上午与下午的经皮失水率

(b) 正常睡眠与睡眠剥夺后经皮失水率对比

图 4-15　不同情况经皮失水率对比

引用：DAMIEN L, CAROLINE G, CÉCILE E, et al. The impact of sleep restriction on skin parameters and facial appearance of 24 women[J]. Sleep Med, 2022, 89：97-103.

KIM M A, KIM E J, KANG B Y, et al. The effects of sleep deprivation on the biophysical properties of facial skin[J]. Journal of Cosmetics, Dermatological Sciences and Applications, 2017, 7(1)：34-47.

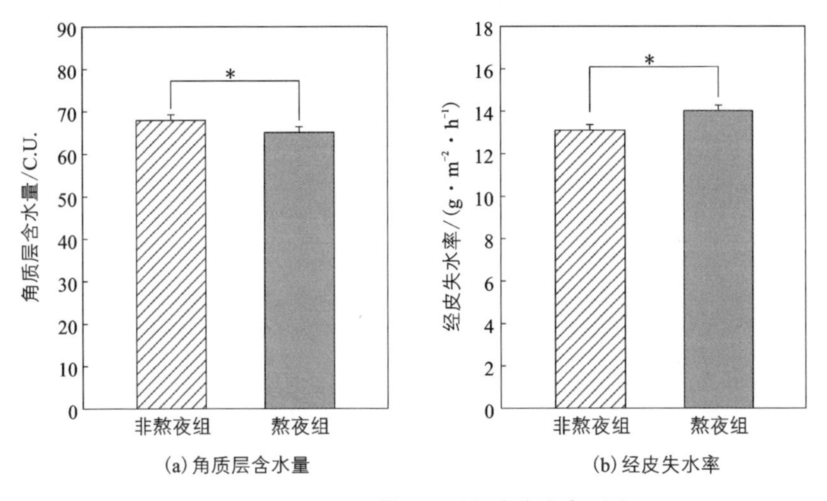

(a) 角质层含水量

(b) 经皮失水率

图 4-16　23：00 前后入睡经皮失水率对比

引用：刘婷. 熬夜人群皮肤生理特性与皮肤微生态的相关研究[D]. 上海：上海应用技术大学，2020.

● 熬夜对皮肤脱屑的影响

研究发现(图 4-17)：一晚只睡个 3~4 小时或者是整晚都不睡的人群，在经历一晚后，第 2 天皮肤的脱屑情况就会明显增加。

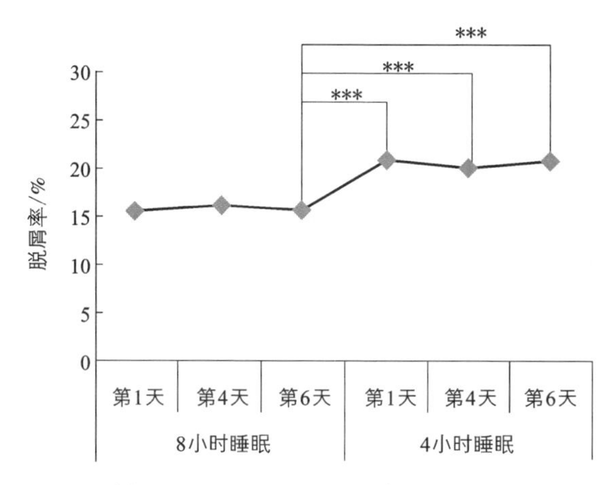

(a) 一天睡8小时和4小时的皮肤脱屑情况对比

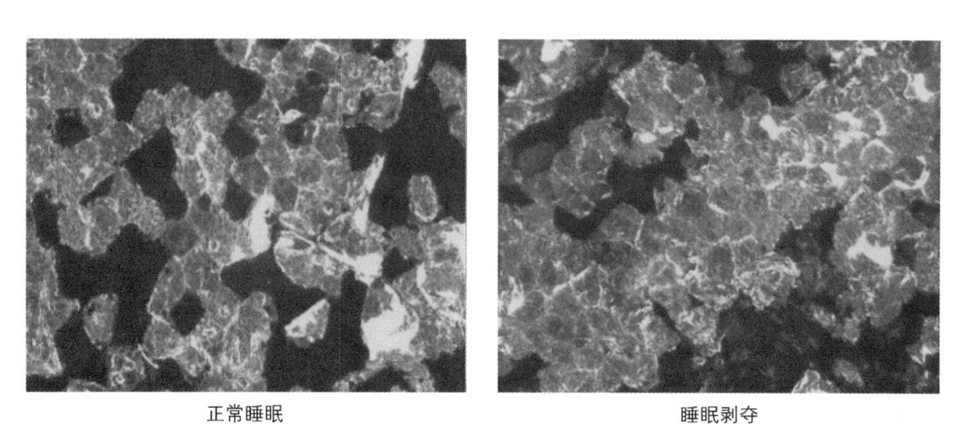

正常睡眠 睡眠剥夺

(b) 睡眠剥夺前后脱屑情况的电子照片

图 4-17 睡眠剥夺前后皮肤的脱屑情况

引用：JANG S I, LEE M, HAN J, et al. A study of skin characteristics with long-term sleep restriction in Korean women in their 40 s[J]. Skin Research and Technology, 2020, 26(2): 193-199.

KIM M A, KIM E J, KANG B Y, et al. The effects of sleep deprivation on the biophysical properties of facial skin[J]. Journal of Cosmetics, Dermatological Sciences and Applications, 2017, 7(1): 34-47.

从以上三个表观检测指标来看，熬夜确实会导致皮肤干燥的发生，还会影响表皮的代谢。随着研究的不断深入，科学家们最终发现了熬夜引发皮肤干燥的深层原因。

● 熬夜引发皮肤干燥的深层原因

在这一节，我们不得不提到一个新的名词——水通道蛋白3(AQP3)。

水通道蛋白3(AQP3)位于表皮基底层，正常情况下，水分子是缓缓由真皮层向上渗透的(图4-18)。但表皮层的细胞受不了了——你老人家这么慢往上走，上面要干透了！表皮层的角质细胞将会产出一个“泵”，也就是水通道蛋白3，来负责提高水分子的通过效率。AQP3的存在可以使细胞膜对水的渗透性增加5~50倍，能够调节皮肤的含水量，在保湿中起到重要作用。

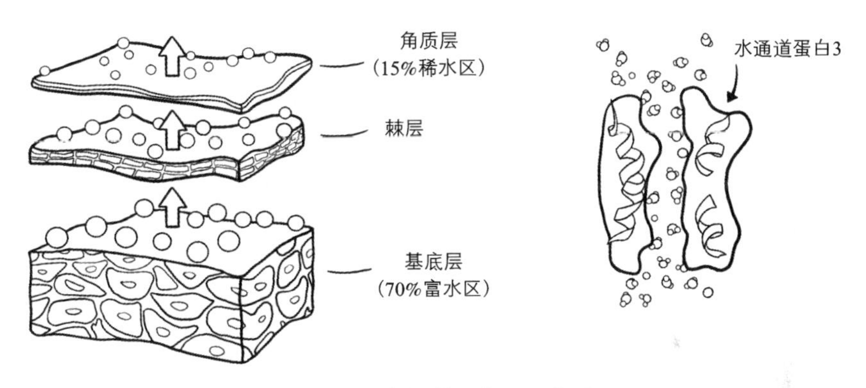

图4-18 水通道蛋白3示意图

在“熬夜肌”研究领域，研究人员对已知具有生物节律的人表皮细胞(HaCaT)进行培养后发现，其中的水通道蛋白3也表现出显著的振荡特性，而这也说明了人类皮肤中的AQP3同样具有生物节律性。

而熬夜最容易引发的就是身体生物钟(生物节律)紊乱，具有生物节律性的水通道蛋白3也因此会受到熬夜的影响，进而影响皮肤角质层的含水量。

4.2.3 如何选择补水保湿的产品

既然熬夜会使皮肤变得干燥，那么如何增加角质层含水量，提高皮肤保水能力，改善脱屑问题呢?

市面上有许多补水保湿功效的护肤成分，它们主要通过帮助皮肤稳固自身的保湿系统来实现补水保湿效果。

● 皮肤的自我保湿系统

在人体皮肤结构中，自我保湿系统包括真皮层和表皮层。真皮层含有丰富的水分，它充当着“水源”，为表皮层提供水分。而表皮层则像是需要补水的“水坝”，我们希望它一直储存着水。为了实现水分从“水源”到“水坝”的传输，需要“水渠”发挥作用。

整个皮肤保湿系统由内而外发挥保湿作用的过程，可以归纳为储水、活水、锁水和捕水(图 4-19)。保湿护肤成分功效也可以归为这四类。

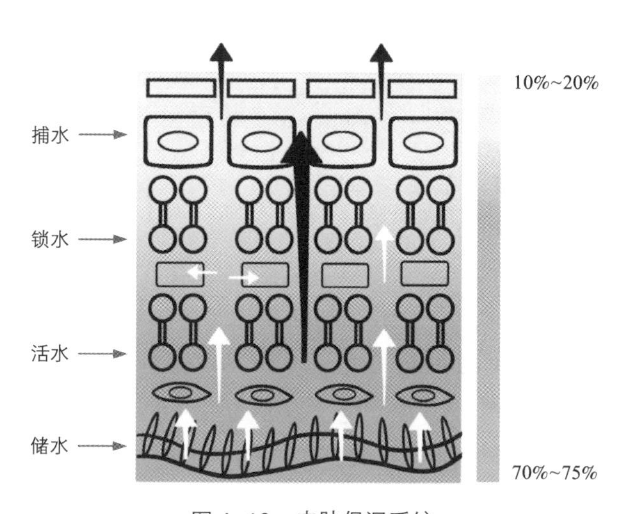

图 4-19　皮肤保湿系统

● 护肤成分如何实现保湿功效

储水：真皮层的透明质酸就像皮肤的储水库，能吸收大量水分，为整个皮肤提供水润的储备。同时，它还填充真皮层，使其结构更加完整。此外，外源性透明质酸的补充也能帮助皮肤有效地进行储水。

活水：活水过程中，水通道蛋白 3(AQP3)起着关键作用(图 4-20)，它能跨膜转运水、甘油等小分子，参与表皮水合，这一过程称为活水。某些护肤成分可以促进这一蛋白的表达，从而增强水分子运转至表皮层的效果。

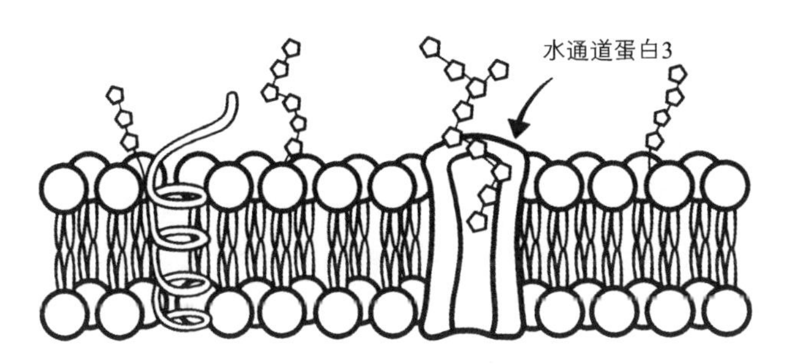

图 4-20　水通道蛋白 3 活水示意图

锁水：如何将运输到表皮层的水拦住，不让其流失呢？这要通过角质层的屏障功能实现。在 4.1 节中我们介绍过角质层的“砖墙”结构，而填充这种“砖墙”的“水泥”是由细胞间脂质组成的。细胞间脂质通过与角质层化学键的结合，使其结构更加紧密和完整，从而有效避免过多的水分流失至外界。

而细胞间脂质由神经酰胺（标志性成分）、游离脂肪酸和胆固醇共同组成，这三类脂质同样还是皮肤自己产生的重要保湿成分（图 4-21）。通过外源性地补充脂质成分，例如神经酰胺，就能更好地提升皮肤的锁水能力。

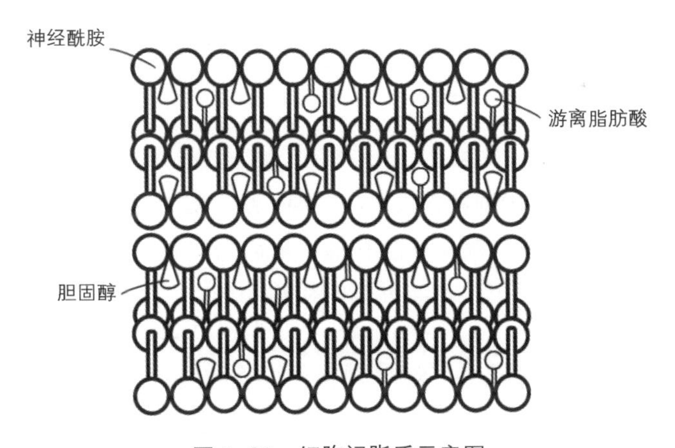

图 4-21　细胞间脂质示意图

捕水：除了细胞和细胞间脂质外，角质层中还存在天然保湿因子（NMF）（图 4-22）。NMF 是由丝聚蛋白在多种蛋白酶的催化下降解而成的，其成分包括氨基酸、吡咯烷酮羧酸、乳酸、尿素等。

这些成分的化学结构中含有诸多羟基，这些羟基能像手一样抓住水分子，从而把水分子留在角质层中。角质层的水分很大一部分就紧紧绑定在天然保湿因子和皮肤中的细胞间脂质上。而它们也在平衡皮肤与外界水分湿度中发挥着重要的作用。

因此，如果能外源性地补充 NMF 或者促进 NMF 的产生，都可以增加皮肤的捕水能力。

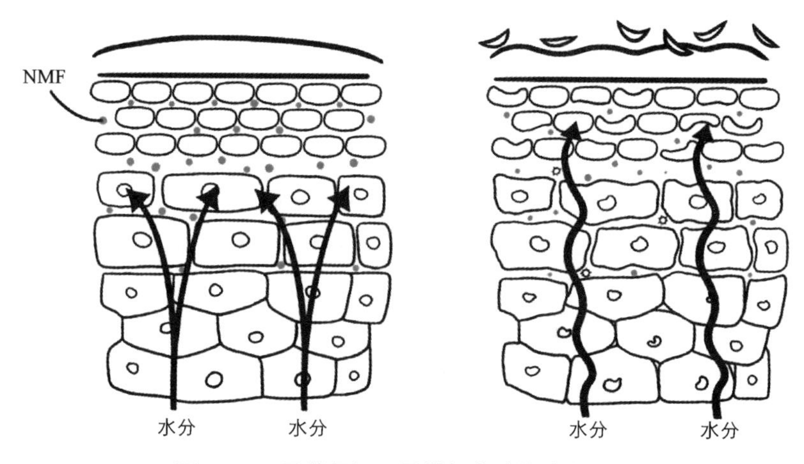

图 4-22 天然保湿因子增加皮肤的捕水能力

● 补水保湿成分推荐

针对“熬夜肌”的干燥问题，我们从经典、热门的补水保湿成分中筛选了一些对 AQP3、增加表皮含水量、增强皮肤保水能力有良好作用的成分，总结成表 4-2，供大家在选择补水保湿类产品时作为参考。

表 4-2 经典和热门的补水保温成分

序号	原料名称	国际化妆品原料(INCI)	功效
1	透明质酸钠	sodium hyaluronate	可在皮肤上形成一层透气的水化黏弹膜，锁住水分，紧致肌肤，达到保湿功效
2	乙酰壳糖胺	acetyl glucosamine	加速透明质酸的生物合成

续表4-2

序号	原料名称	国际化妆品原料(INCI)	功效
3	虾青素	astaxanthin	能显著上调皮肤中 AQP3 的含量，提高皮肤水合能力，参与屏障修复过程
4	绿豆发酵液	bean seed ferment filtrate	增强 AQP3 表达，提高水合能力，提高皮肤的保湿能力
5	甘油葡糖苷	glyceryl glucoside	增强 AQP3 表达，提高水合能力，提高皮肤的保湿能力
6	神经酰胺 EOP/ 神经酰胺 NP	ceramide EOP/ ceramide NP	外源添加神经酰胺，修复皮肤屏障并改善皮肤干燥症状
7	牛油果树 (butyrospermum parkii) 果脂	butyrospermum parkii (shea) butter	有强锁水能力，与皮肤的亲和性极佳，其富含不饱和脂肪酸、多种维生素，滋润保湿肌肤，并能在皮肤表面形成一层锁水膜
8	马齿苋 (portulaca oleracea) 提取物	portulaca oleracea ext ract	可以显著提高丝聚蛋白降解酶的表达。加快丝聚蛋白水解成各种天然保湿因子，维护皮肤屏障功能
9	酵母提取物	yeast extract	富含天然保湿因子，促使角质层能更有效地保持水分；增加角质层中神经酰胺的含量以加强皮肤的屏障功能
10	水解大米提取物	hydrolyzed rice extract	对丝聚蛋白的生物合成具有促进作用，显著增加皮肤含水量，加强皮肤保湿屏障功能
11	乌药 (lindera strychnifolia) 根提取物	lindera strychnifolia root extract	可以恢复生物钟基因的表达，加强皮肤保湿屏障功能
12	长角豆 (ceratonia siliqua) 籽提取物	ceratonia siliqua (carob) seed extract	能提高保湿相关的皮肤更深层面的多个成分的表达，提高皮肤锁水能力

续表4-2

序号	原料名称	国际化妆品原料(INCI)	功效
13	油橄榄(olea europaea)果油	olea europaea (olive) fruit oil	促进皮肤对保湿成分的吸收，增强皮肤的锁水能力，提升皮肤的水合度
14	泛醇	panthenol	可以有效渗透角质层，起到补水、加强皮肤屏障等作用
15	银耳(tremella fuciformis)子实体提取物	tremella fuciformis sporocarp extract	能够增加皮肤表层水分，增加角质层的水分，使皮肤有弹性，柔软光滑
16	β-葡聚糖	beta-glucan	在皮肤表面形成生物膜，帮助皮肤保持水分
17	角鲨烷	squalane	能够渗透进皮肤内部发挥作用，还能在皮肤表层形成透气透水的保护膜

注：以上名录来源于资深配方师推荐，不代表市场所有，仅代表“熬夜肌”实验室观点，排序不分先后。

另外，针对“熬夜肌”补水保湿的需求，我们将选取几种成分来做进一步的介绍。

● 透明质酸

透明质酸(hyaluronic acid，HA)，又称玻尿酸，十多年来一直都是护肤品配方师的心头之爱，可以说是保湿界的王者——1克透明质酸可以吸500毫升水。拿1个50千克的人打个比方，他要是有透明质酸的能力的话，粗略计算，他应该能喝下500倍体重的水(50千克×500=25吨)。

透明质酸本身含有大量的羧基和羟基，因此可以结合大量的水起到稳定的保水作用，此外透明质酸本身的分子间聚合形成复杂的网状结构，使得透明质酸具有较好的弹性，由此可以很好地发挥皮肤的屏障功能。

透明质酸的相对分子质量具有很大的差异，大致可以分为高分子、中分子、低分子和超低分子。不同相对分子质量的透明质酸渗入肌肤的能力不同，所带来的功效也有所不同(图4-23)。

高分子 HA 可在皮肤上形成一层透气的水化黏弹膜，锁住水分，紧致肌肤，达到保湿功效。

低分子 HA 可渗透到皮肤的真皮层，促进毛细血管扩展，增加血液循环，促进皮肤代谢，使皮肤湿润光滑、细腻柔嫩、富有弹性。

不同相对分子质量的透明质酸可协调作用，共同实现透明质酸独有的保湿补水的功效。

同时，透明质酸属于皮肤中本来就有的成分，不会和我们的身体“打架”，也就不会造成各种皮肤问题，生物相容性非常好。

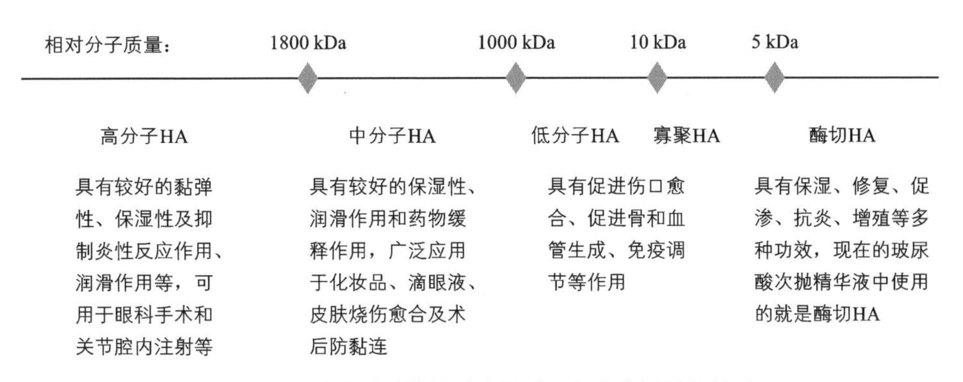

图 4-23 透明质酸的相对分子质量与生物活性的关系

● 绿豆发酵液

绿豆发酵液中含有天然多聚糖，可以在皮肤表面形成一层透明、有弹性的保湿膜，补充皮肤水分。而其特有的矿物质可以有效强化皮肤的吸水保湿能力，使皮肤润泽、有弹性。绿豆发酵液还可以增强 AQP3 的表达，提高水合能力，增加皮肤的保湿能力。

● 神经酰胺

角质层中 40%~50%的皮脂由神经酰胺构成，神经酰胺是细胞间基质的主要部分，在保持角质层水分的平衡中起着重要作用。神经酰胺具有很强的结合水分子的能力，它通过在角质层中形成网状结构维持皮肤水分，因此可以补充神经酰胺类原料以促进皮肤保湿。

● 马齿苋提取物

研究显示，马齿苋提取物主要是通过促进 Caspase-14 基因(一种丝聚蛋白降解酶)的表达来补水保湿的。这种酶可以加速丝聚蛋白前体去磷酸化形成丝聚蛋白，从而加快丝聚蛋白水解成天然保湿因子，维护皮肤屏障功能。

除此之外，Caspase-14 的表达还可以防止紫外线(UVB)对皮肤的损伤，参与建立角质层的结构特性，减少水分流失。

4.2.4 熬夜后皮肤干燥脱屑护理建议

单纯补水最简单的方法，就是使用含水分比较多的护肤品，比如爽肤水、精华水等。这类产品的特点是质地比较稀，水分比例大，可以通过涂抹或者湿敷的方式给皮肤来个补水 SPA。这一步做好了，不仅能够迅速地缓解皮肤的干燥问题，还能让皮肤迅速进入水合饱满状态(图 4-24)，为后续的护肤步骤打下基础。

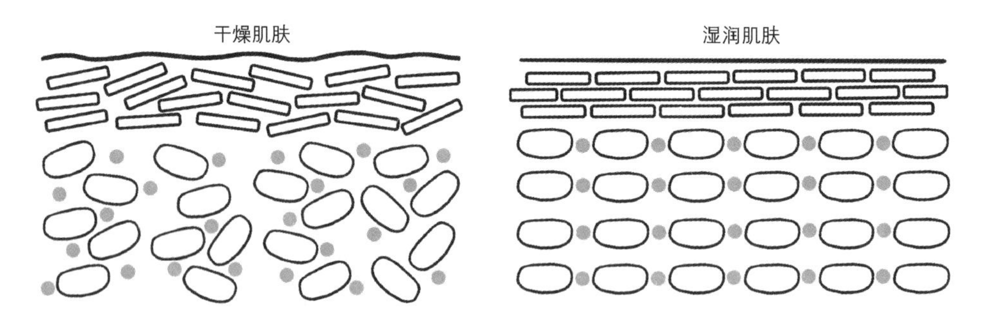

图 4-24 干燥肌肤与湿润肌肤对比

做好了补水，接下来就是保湿了。从前述章节中我们了解到，熬夜带来的皮肤干燥、脱屑问题不仅让角质层的水分减少了，且经皮失水率也升高了，导致皮肤的保水能力下降了。所以在补水的同时，也需要做好皮肤的保水工作来强化皮肤自身保水的能力，让好不容易被吸收的水分得以保留。

可以根据自己的肤质来选择保湿类护肤品，比如油性皮肤可以选一些乳液或者质地轻薄的面霜，而干性皮肤可以选一些质地厚重的乳霜。

如果遇到突发情况需要深度熬夜，建议大家事先和事后都做好皮肤的补水保湿工作，而且在接下来的3~5天，都以补水保湿为护肤重点，来帮助皮肤快速地恢复其良好的屏障功能。而对于长期晚睡的人，那补水保湿可就是长期需要做好的工作了。

另外，具有去角质等功效的护肤品在熬夜后的1周内尽量不使用，它们对干燥且出现脱屑的皮肤来说是一种伤害和刺激。

在日常生活中，建议熬夜之后要适当地多喝水来补充身体的水分，这样可以从真皮层源头帮助皮肤补充水分。

4.3 熬夜与大油田

4.3.1 油从哪里来

我们在日常生活中经常提到“控油”，那我们所要控的“油”到底是什么呢？皮肤上的“油”主要是指“皮脂”，它不是单纯的一种成分，而是一种混合物，包含角鲨烯、蜡酯、甘油三酯、脂肪酸、胆固醇和胆固醇酯等。

皮脂是由皮脂腺分泌和排泄而来的，如果把皮脂比喻为“泉水”的话，那么皮脂腺就好比“泉眼”。我们人体面部皮肤表面每平方厘米就有400个以上的皮脂腺，是不是难以想象小小的面积有这么多皮脂腺？皮脂腺在皮肤表面，和毛囊是同一个出口，位于比毛囊浅一点的位置(图4–25)。

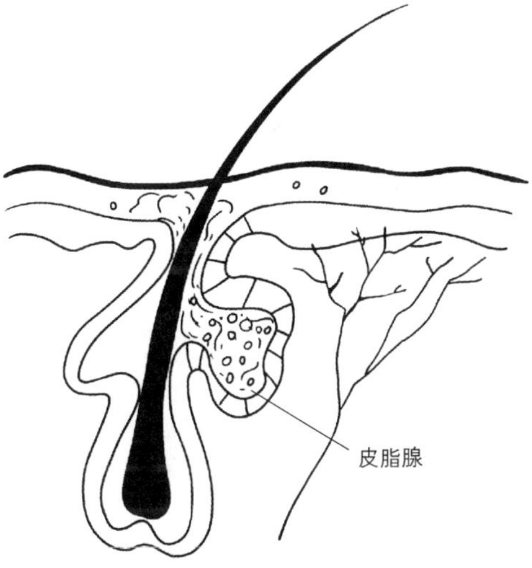

皮脂腺

图4–25　皮脂腺示意

那么问题来了，油脂的产生到底和哪些因素相关呢？

影响因素：

(1)年龄和性别。

人从出生到老，皮脂腺的分泌量并不是一成不变的。刚出生时，皮脂腺分泌能力较强，从6个月至整个儿童时期，其皮脂分泌量都非常高。当进入青春期后，特别是 16~20 岁，不管是男生还是女生，其皮脂分泌量都会逐步达到高峰。从性别上来讲，男性皮脂分泌量整体是高于女性的。特别是在 25 岁以后，女性的皮脂分泌量会出现“断崖式”的大幅度下降，油皮可能会变成中性皮肤，中性皮肤则可能会变成干性皮肤；而男性则会随着年龄的增长而稳步下降，不会骤降。

（2）激素分泌水平。

内分泌是影响皮脂腺功能的根本内源性因素，其中雄性激素是首要因素，它能调节皮脂腺的分化、增殖及皮脂的合成与分泌，影响皮肤产生油脂的速度（图 4–26）。

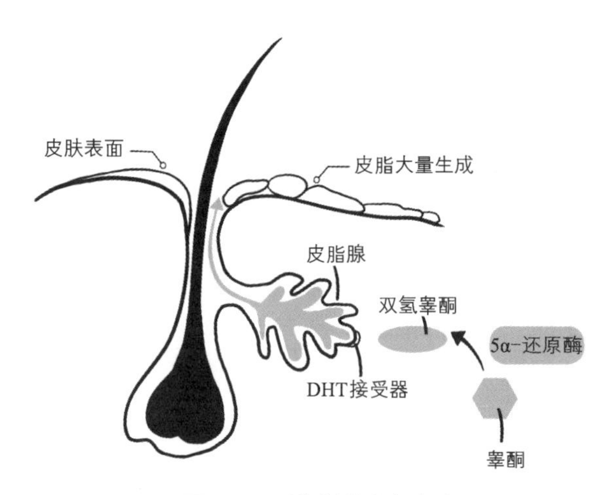

图 4–26　激素影响皮脂分泌

而雄性激素（主要以睾酮的形式存在）的活性受到 5α–还原酶的调节，5α–还原酶会把睾酮还原为双氢睾酮。5α–还原酶越活跃，就有越多的睾酮被还原为双氢睾酮，而双氢睾酮是功能性很强的雄激素。双氢睾酮（一把钥匙）和雄性激素受体（一把锁）相结合，上皮细胞代谢就出现异常，皮脂腺也由此变得更活跃，一旦它俩活跃起来，就意味着“皮脂工厂”旺季到来。

（3）精神因素。

情绪的波动会导致激素分泌紊乱，肾上腺会合成和释放大量雄性激素，进而促进皮脂腺分泌皮脂。

（4）饮食与营养。

油腻、辛辣、刺激的食物及高糖、高热量食物能够增加皮脂的分泌量，比如炸串、冰淇淋等。而相对低热量（低血糖指数）的食物，如新鲜蔬菜、粗粮等，可以快速降低皮脂的分泌量。

（5）温度。

皮脂的分泌量不随季节而变化，但会随着温度的升高而改变。高温天气下，皮肤表面汗液量增加，改变了皮肤的表面张力，皮脂便更容易在面部分布。

有研究表明，温度的升高会使皮脂腺更加活跃，这也是很多人在冬天可能是中性皮肤，但一到夏天就变“大油田”的原因。

4.3.2 熬夜对油脂的影响

虽然说很多人能明显感知熬夜后出油，但是熬夜后到底分泌了多少油脂呢？接下来我们不妨来看看科学家们的研究成果吧。

在研究皮肤相关的检测中，有关油脂分泌情况一般会观察两个指标：一个指标是皮脂分泌量，这个指标检测的是当下皮肤表面的油脂含量，常用的人体测试方法是使用仪器探头搭配特殊的胶带来采集皮肤上的油脂并进行测量；另一个指标是毛孔，因为毛孔是皮脂通往表皮的出口，其大小与皮脂的分泌情况密切相关，在人体测试中通常采集面部图像进行毛孔的数量或面积的分析。

● 皮肤油脂

研究发现，长期23：00之后入睡的人，其皮脂分泌量会明显高于23：00之前入睡的人的分泌量。油脂分泌量会随着入睡点的推后而逐渐升高(图4-27)。

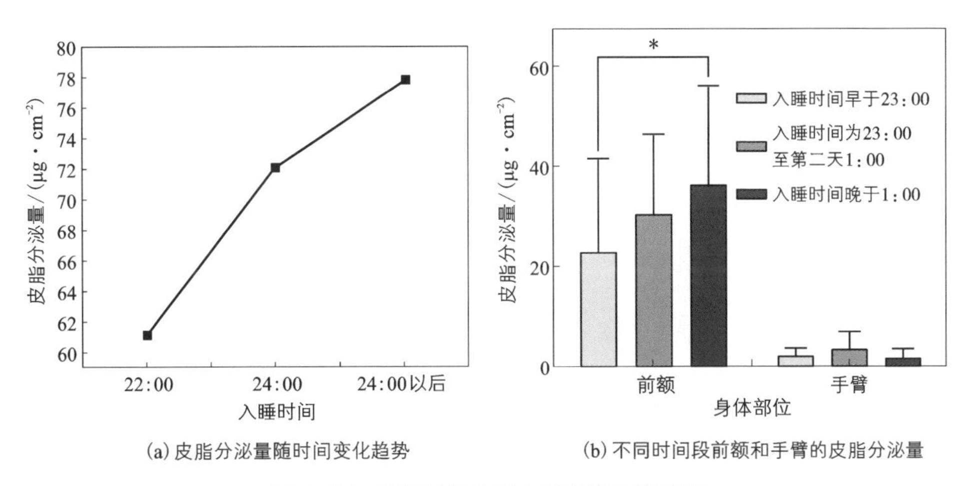

图4-27 不同时间入睡人群皮脂分泌情况

引用：刘婷，熬夜人群皮肤生理特性与微生态的相关研究[D]. 上海：上海技术应用大学. 2020.

ZHAO C S, WANG X, MAO Y Q, et al. Variation of biophysical parameters of the skin with age, gender, and lifestyles[J]. Cosmetic Dermatology, 2020(1): 1-7.

而且睡前使用手机的习惯同样会加重皮脂的分泌。不过这个实验只观察到了睡前使用手机的第 7 天，长期的影响还有待研究(图 4-28)。

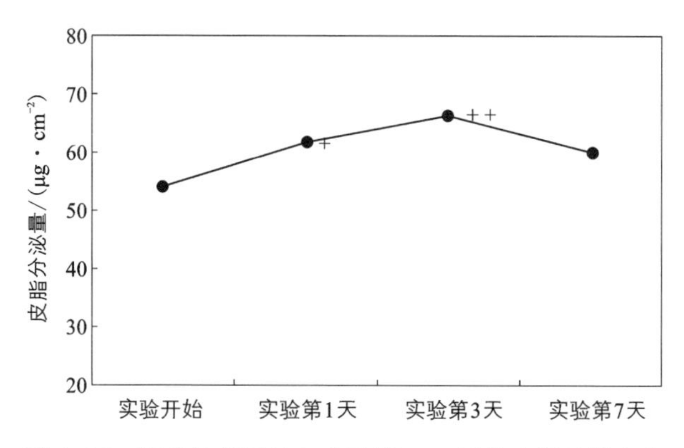

图 4-28　睡前使用手机 2 小时第 0~7 天的皮肤油脂变化

引用：JANG S I, JUNG Y, LEE M, et al. Evaluation of changes in skin characteristics due to the poor quality of sleep caused by smartphone usage[J]. Journal of Cosmetic Dermatology, 2021, 21(4): 1656-1665.

● 脸颊毛孔

针对熬夜对皮肤毛孔的影响，有研究发现，整晚不睡后，毛孔会明显增大(图 4-29)。

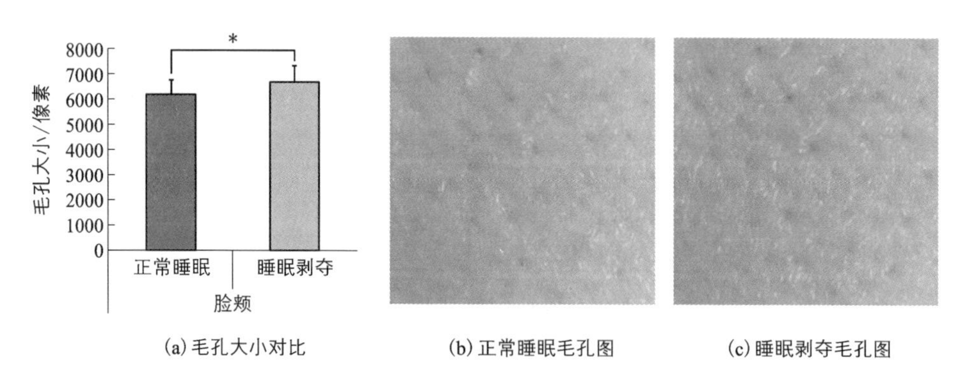

(a) 毛孔大小对比　(b) 正常睡眠毛孔图　(c) 睡眠剥夺毛孔图

图 4-29　正常睡眠与睡眠剥夺之后的脸颊毛孔大小及图像比较

引用：KIM M A, KIM E J, KANG B Y, et al. The effects of sleep deprivation on the biophysical properties of facial skin[J]. Journal of Cosmetics, Dermatological Sciences and Applications, 2017, 7(1): 34-47.

综合来看，熬夜会导致出油变多，并且毛孔也会变大。

针对这些现象的相关机制，科学家们也进行了深入的研究。

2008年，来自立陶宛维尔纽斯大学医院皮肤性病学中心的专家团队在《临床和实验室检查》发表了一项研究：促肾上腺皮质激素释放激素(CRH)在痤疮患者的皮脂腺细胞中大量表达，并能促进皮脂的分泌。大量的数据表明，睡眠剥夺和睡眠打断会促进下丘脑-垂体-肾上腺神经内分泌反馈调节系统(HPA)轴分泌内分泌激素，如CRH、雄性激素等。这些内分泌激素可以上调皮脂腺细胞里面的脂肪酶，从而促进脂质的生成(图4-30)。

综合来看，熬夜出现出油变多的本质原因是熬夜导致内分泌紊乱后，CRH等激素分泌增多促进了皮肤皮脂腺的分泌，最终导致出油增多。

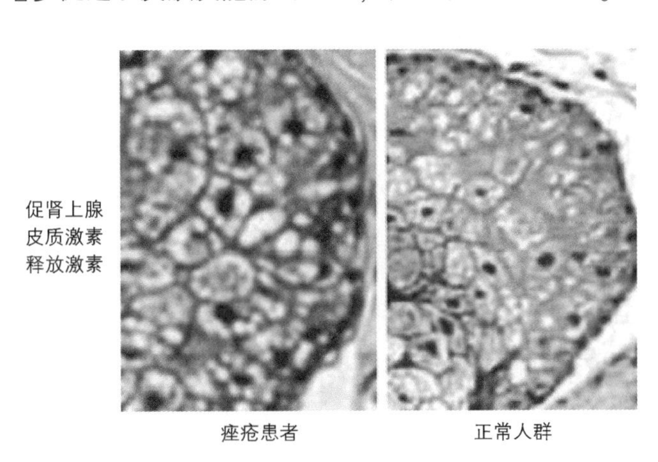

图4-30　CRH在皮脂腺中的表达(颜色越深说明CRH的表达量越高)

引用：GANCEVICIENE R, GRAZIENE V, FIMMEL S, et al. Involvement of the corticotropin-releasing hormone system in the pathogenesis of acne vulgaris[J]. Br J Dermatol, 2009, 160(2): 345-352.

4.3.3　如何选择控油的产品

熬夜导致的出油增多怎么通过护肤来解决呢?

控油的护肤成分有很多，如果按照其功效作用原理，大致可分为两类。

- 对于已经出来的油：洗+吸

洗：通过含有表面活性剂的产品清洁皮肤表层的油脂，表面活性成分具有两亲性，可以很好地带走油脂，带来“控油”的直观体验。

吸：通过物理吸附的方式，即利用多孔分子(例如水合硅石或一些改性淀粉类物质)对皮肤表面已分泌的油脂进行吸附和固化，从肤感上达到“滑而不油、哑光”的目的。这种方式不会改变油脂在皮肤表面的存量，也不会引发皮脂补偿性分泌。

- 对于没出来的油：源头抑制

抑制油脂分泌的方式主要是通过影响雄性激素和皮脂腺细胞里的脂肪酶两个作用通路实现源头“控油”，从而抑制皮脂腺细胞的分化和皮脂分泌，现有技术大多采用水杨酸、视黄醇衍生物和一些天然提取物如金盏花、绣线菊等减少皮脂分泌实现控油效果。

控油成分推荐

针对熬夜产生的“出油”问题，我们筛选了市面上一些经典和热门的控油成分(表4-3)，供大家在选择控油产品时作为参考。

表4-3　经典和热门的控油成分

序号	原料名称	国际化妆品原料(INCI)	功效
1	壬二酸	azelaic acid	壬二酸是一种天然存在的饱和直链二羧酸。研究发现，5α-还原酶是皮肤雄激素代谢的关键酶，而雄激素能刺激皮脂腺分泌油脂，壬二酸能有效抑制5α-还原酶，从而改善油脂分泌
2	烟酰胺	niacinamide	B族维生素的一种，具有抑制油脂分泌、美白等功效
3	蜂生假丝酵母/葡萄糖/油菜籽油酸甲酯发酵产物	candida bombicola/glucose/methyl rapeseedate ferment	该成分为槐糖脂产物，来源于糖脂的生物表面活性剂，从生物发酵制得，能从油皮肌肤的源头抑制和调节皮脂分泌
4	山布枯叶提取物	barosma betulina leaf extract	山布枯的叶子富含类黄酮，通过抑制氨肽酶N(即APN)的活性来抑制皮脂腺细胞分化，进而减少皮脂分泌，达到收缩毛孔、隐匿油光的效果

续表4-3

序号	原料名称	国际化妆品原料(INCI)	功效
5	辛酰甘氨酸	capryloyl glycine	抑制5α-还原酶活性，控制皮脂分泌，同时有抑菌的功效，对痘肌友好
6	库拉索芦荟叶提取物	aloe barbadensis leaf extract	对胆甾醇合成有促进作用，有助于改变皮脂的组成，减少油光和增加皮肤的柔润程度；同时还具有抗菌、消炎和保湿的作用
7	龙胆根提取物	gentiana scabra root extract	龙胆根提取物对表皮细胞胆甾醇的分泌有促进作用，胆甾醇是人体皮脂中一种重要的柔润成分，可改善油性粗糙皮肤的状态
8	水杨酸	salicylic acid	水杨酸能够渗透到皮肤表层，软化并溶解角质层，促进老废角质的脱落
9	PCA 锌	zinc PCA	PCA 锌不仅具有锌元素的抗菌、抑制皮脂过多分泌、抗炎的效果，还因为含有 PCA 而具有使角质层保持水分，维护屏障健康的功能
10	白柳树皮提取物	salix alba（willow）bark extract	又称植物水杨酸，主要含有水杨苷等成分，有抑菌、疏通毛孔的作用
11	视黄醇	retinol	视黄醇即维生素 A，视黄醇及其衍生物可促进正常的皮脂分泌，具有控油的作用
12	金盏花提取物	calendula officinalis flower extract	金盏花提取物可以杀菌、收敛伤口，缓解皮肤发炎、暗疮、毛孔粗大等问题
13	乳糖酸	lactobionic acid	乳糖酸可以有效防止角质增生堵塞，疏通净化毛孔，有效收敛毛孔，控制油脂的分泌
14	北美金缕梅提取物	hamamelis virginiana（witch hazel）extract	北美金缕梅提取物有放松和舒缓的功效，对油性肌肤起到能收敛毛孔、补水保湿作用，还可以调节油脂分泌
15	薰衣草提取物	lavandula angustifolia（lavender）extract	薰衣草提取物有平衡油脂、消炎杀菌的功效，可以改善皮肤阻塞，促使毛孔畅通，帮助毛孔内的油脂排解

注：以上名录来源于资深配方师推荐，不代表市场所有，仅代表“熬夜肌”实验室观点，排序不分先后。

下面，针对“熬夜肌”的出油问题，我们将详细介绍几款控油成分。

- 源头控油——壬二酸

壬二酸是一种天然存在的饱和直链二羧酸，能有效抑制 5α-还原酶，从而减少雄激素对皮脂腺的作用，达到改善油脂分泌的目的。

另外，壬二酸能深入毛孔，溶解已经分泌的油脂，并且能直接抑制毛囊中的细菌。所以说，壬二酸在控油的同时，也预防了痤疮的发生。

- 油皮救星——PCA 锌

PCA 锌可以通过对 5α-还原酶的抑制作用减少皮脂的分泌（图 4-31），具有非常好的控油效果。同时，PCA 锌还具有良好的抑菌性，只需要低剂量就能够抑制某些会引起皮肤问题的细菌繁殖，非常适用于想要改善熬夜导致的皮肤油脂分泌旺盛而引起的一系列痤疮问题的人群。

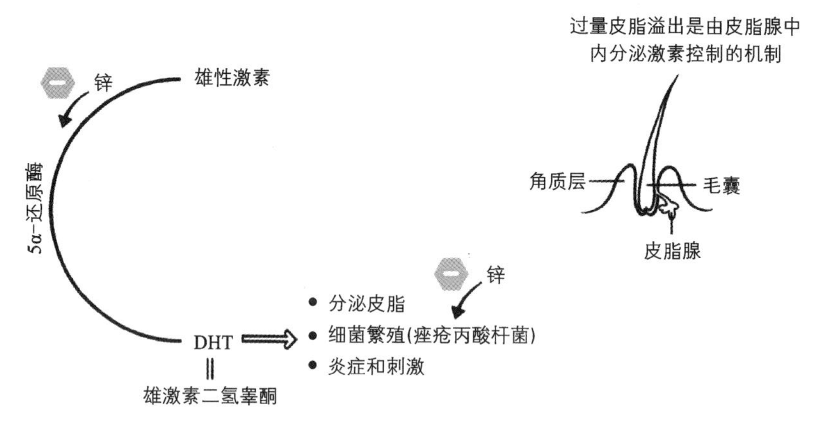

图 4-31 PCA 锌抑制 5α-还原酶达到控油作用

- 多功效——烟酰胺

烟酰胺的美白功效最为大家熟知，其控油功效也很优秀。临床试验显示（图 4-32），外用 2% 的烟酰胺对控制油脂分泌有一定的作用，使用 2 周后，皮脂腺排泄率平均减少 21.3%。

同时，它对油痘肌非常友好，具有抑制痤疮丙酸杆菌、降低炎症因子、修护屏障等功效。所以对于“熬夜肌”的日常护理来说，烟酰胺这种成分具有多种功效。

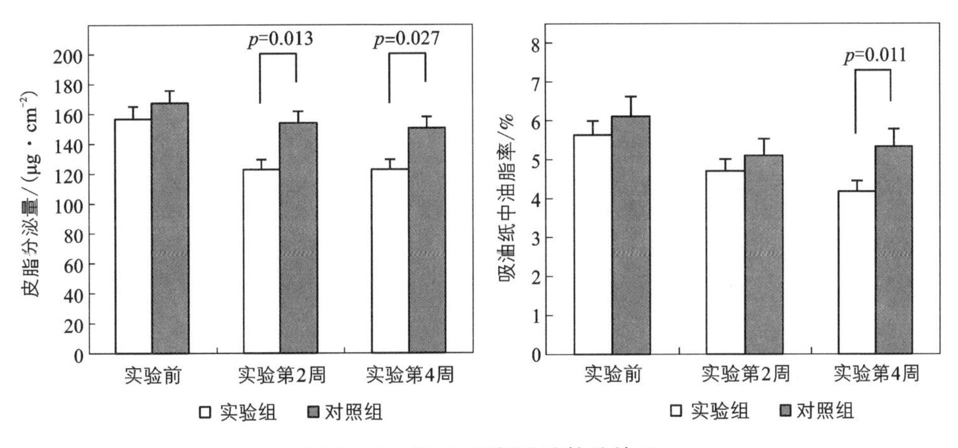

图 4-32　使用 2%烟酰胺控油效果

引用：DRAELOS Z D, MATSUBARA A, SMILES K. The effect of 2% niacinamide on facial sebum production[J]. Journal of Cosmetic and Laser Therapy: Official Publication of the European Society for Laser Dermatology, 2006, 8(2): 96-101.

高效控油——槐糖脂产物

槐糖脂产物，来源于糖脂的生物表面活性剂，由假丝酵母、葡萄糖、油菜籽油酸甲酯发酵制得(图 4-33)。

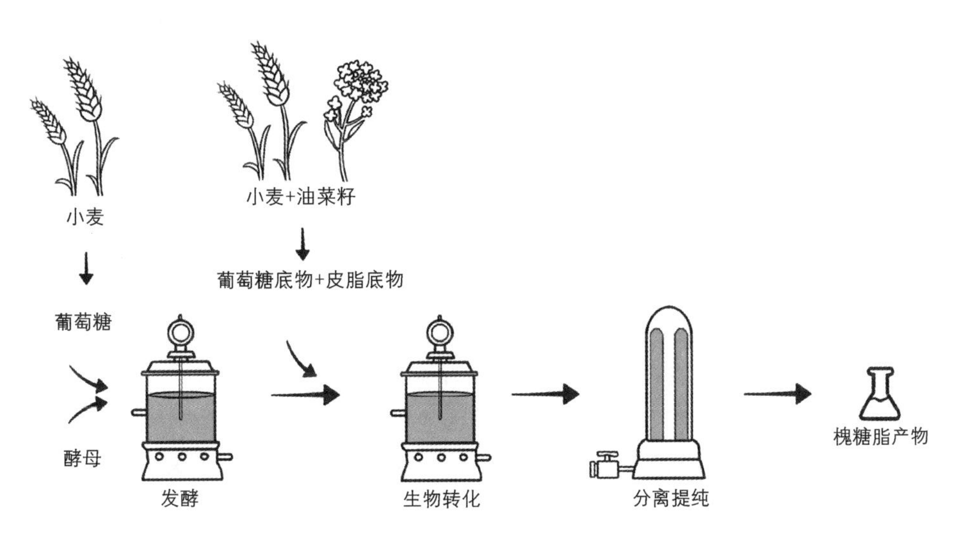

图 4-33　槐糖脂产物的发酵过程

它不仅可以从油性肌肤的源头抑制和调节皮脂分泌，还可以通过抑制痤疮丙酸杆菌的生长来减少痤疮的发生。相关实验证明，志愿者使用一段时间的槐糖脂凝胶后，皮脂分泌会显著地降低，丘疹和脓疱也得到了显著的改善。

- 温和收敛毛孔——山布枯叶提取物

人类皮脂腺细胞会分泌多种酶，氨肽酶N（APN）是其中之一，抑制APN的作用可达到调节皮脂腺细胞功能的效果。山布枯的叶子富含类黄酮，是具有抑制APN作用的化合物，可以抑制皮脂腺细胞分化，减少皮脂分泌，达到收缩毛孔、隐匿油光的效果。

值得一提的是，山布枯提取物来源于天然常绿植物山布枯，安全性高，作用也温和。

4.3.4 熬夜后“大油田”护理建议

如果熬夜之后出现了“大油田”或者油脂分泌明显增多的现象，需要做的第一件事就是适当清洁。

这里为什么要强调“适当”？这是因为油脂的存在本身对皮肤是一种保护，但是过多的油脂则容易为一些有害微生物提供有利的生长环境，特别是当熬夜一晚后，皮肤表面除了油脂，还混合了环境中各种颗粒物质，导致大量氧化了的油脂附着在皮肤表面，如果不及时清除，容易导致皮肤炎症，甚至长痘等。

而清洁过后，我们还可以适当使用一些控油产品。大家可以参考上述我们提到的一些控油原料成分来选择适合自己的控油产品。不过因为影响皮脂分泌的最主要因素是雄激素，所以想要从根本上解决熬夜引发的“大油田”问题，还需从生活作息、饮食等方面下功夫。

简单总结为以下四点：

（1）减少熬夜。熬夜导致的身体内分泌紊乱，势必会造成油脂分泌的异常。

（2）饮食少肉、少油、低糖，特别是少摄入牛奶等奶制品（酸奶除外）。这里所说的低糖是指糖分含量低的食物，比如玉米、荞麦等杂粮。

（3）少吃辛辣食物。这类饮食也会刺激皮脂的分泌。

（4）多吃蔬菜、水果。它们富含多种维生素，其中B族维生素对皮肤有美容效果。

4.4 熬夜与痤疮

4.4.1 痤疮的发生过程

● 痤疮是如何形成的

痤疮，是一种发生在皮脂腺的慢性皮肤病。痤疮看似神秘，其实它的发生只有两个决定性因素，一个是毛囊发生了堵塞，另一个是皮肤有炎症。

● 毛囊堵塞

在上一章我们说到，皮脂腺会如“泉眼”一样，不断地分泌和排出油脂。但是油脂在到达表皮的过程中，需要经过毛囊，最后从毛孔排出(图 4-34)。而这条“运输”道路上一旦发生堵塞，就会容易形成痤疮。

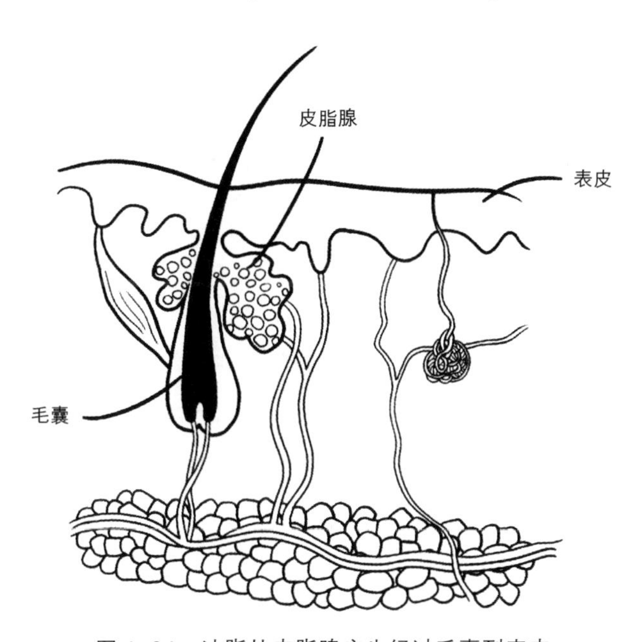

图 4-34　油脂从皮脂腺产生经过毛囊到表皮

而“堵”的原因主要有两个。

- 油脂分泌过旺

大家可以简单回忆一下，辛辣饮食的第二天是不是特别容易冒痘？这是因为辛辣的食物会刺激皮脂腺，皮脂腺异常活跃，就会拼命分泌油脂。但是出油的通道只有这么大，来不及到达表皮的油脂就容易在毛囊中形成角栓，堵住出口。

- 过度角化

过度角化指的就是毛囊口代谢发生了异常：脱落的皮屑，突然增多了，有一部分是真的掉落了，但还有一部分依然停留在毛孔处，皮屑数量一多毛孔就堵了，出口堵了（图 4-35），油脂自然也就出不去了。

所以说毛孔堵塞是痤疮发生的诱因或前提，而炎症的产生才是痤疮发生的根本。

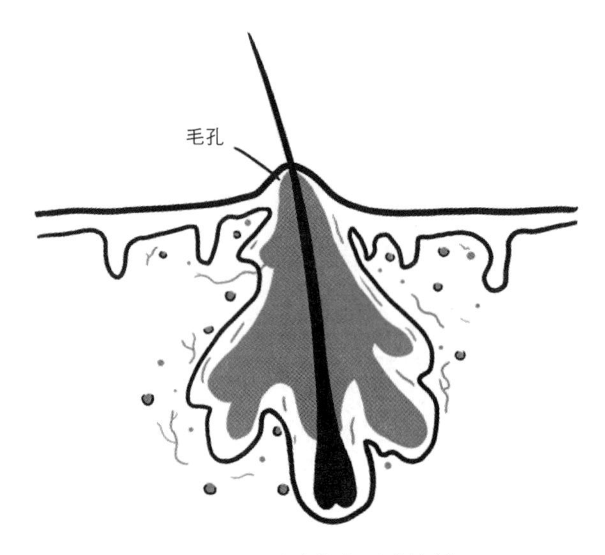

图 4-35　毛孔堵塞形成粉刺

炎症的产生

说到炎症，我们必须提及皮肤毛囊中的微生物。在这里，寄生着各种微生物，如葡萄球菌、棒状杆菌等。通常情况下，它们与皮肤和平共生。然而，当“出油”的通道发生堵塞时，油脂无法排出，导致它们聚集。这时，一些细菌开始大量繁殖，例如痤疮丙酸杆菌。它们喜欢“油腻腻”的环境，以油脂为食。随着它们的繁殖和代谢物的积累，机体就容易发生炎症反应，炎症的发生最终导致痤疮的产生。

Tips：什么是痤疮丙酸杆菌?

痤疮丙酸杆菌是一种厌氧短杆菌，属于皮肤的正常菌群之一，一般寄居在皮肤的毛囊及皮脂腺中。它以油脂为食，产生脂肪酸。在正常条件下，痤疮丙酸杆菌帮助维持角质层的弱酸性环境，抵挡外来病原菌的入侵。但如果痤疮丙酸杆菌过度繁殖，它们就会过度分解皮脂中的三酰甘油，生成游离脂肪酸，而这些游离脂肪酸会刺激毛囊壁，最终引发炎症。

● 痤疮在不同时期的特征

痤疮的产生并不是一两天的事，它会在不同时期呈现不同的形态，这也是为什么有的痤疮会痛，有的痤疮会红肿，而有的痤疮摸上去只是一个小小的突起。根据痤疮的发展程度，可以分为以下几个时期：粉刺、丘疹、脓疱、囊肿或结节（注：并非所有痤疮都会演变成脓疱或结节）。

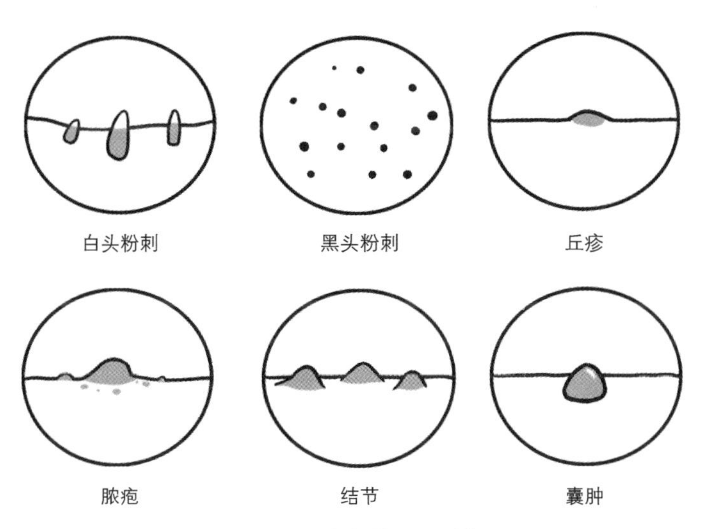

图 4–36　痤疮的不同时期

- 粉刺

在油脂堵塞毛孔的早期，会形成角栓。角栓堵在毛孔内，产生白头粉刺。随着角栓的逐渐堆积，毛孔被撑大，氧化后会变黑，形成黑头粉刺。

- 丘疹

虽然毛囊被堵塞，但油脂分泌仍在持续，使有限的空间变得更加拥挤，同时，毛囊中的痤疮丙酸杆菌开始迅速繁殖，引发初始的炎症反应，形成丘疹。

- 脓疱

机体察觉到细菌大量繁殖，会调动免疫细胞中的白细胞来对抗。毛囊成为白细胞和细菌激烈对抗的“战场”。这场“战斗”导致白细胞、细菌以及组织渗出物混合而形成可见的脓疱。

- 囊肿或结节

在丘疹进一步发展的情况下，有时不会转化为脓疱，而变成坚硬的红疙瘩，这就是囊肿或结节性痤疮。这种痤疮通常是炎症没有及时消退，进一步发展成严重情况。它可能涉及真皮层的炎症问题。

有时，一旦出现脓疱，许多人会习惯性地用手挤压。然而，这种行为实际上容易导致尚未清除的细菌进入真皮层，甚至可能感染皮下脂肪组织，形成囊肿或结节。

4.4.2 熬夜对痤疮的影响

前面我们深入了解了痤疮在不同时期的特征，现在我们再回到熬夜这个话题，看看熬夜是否真的会助长痤疮的滋生。

近年来，国内外多项研究都发现，熬夜确实可能引发或加重痤疮问题。

一位皮肤科医生就专门对门诊中的痤疮患者进行了问卷调查，结果发现，每天睡眠不足(少于8小时)的患者往往痤疮情况更为严重。

同样，另一项研究对1068名痤疮患者和300名健康志愿者进行了问卷调查，结果显示，睡眠不足8小时等生活习惯可能增加患痤疮的风险。

此外，也有研究者发现，对于男性患者来说，睡眠时间不足可能会成为痤疮发生的额外危险因素。而在26岁到30岁的痤疮患者中，不规律的睡眠对痤疮的影响更加明显。

可以看出，在不同人群中，熬夜可能对痤疮问题产生不同程度的影响，特别是在睡眠不足的情况下，痤疮问题可能会变得更加突出（图 4-37）。

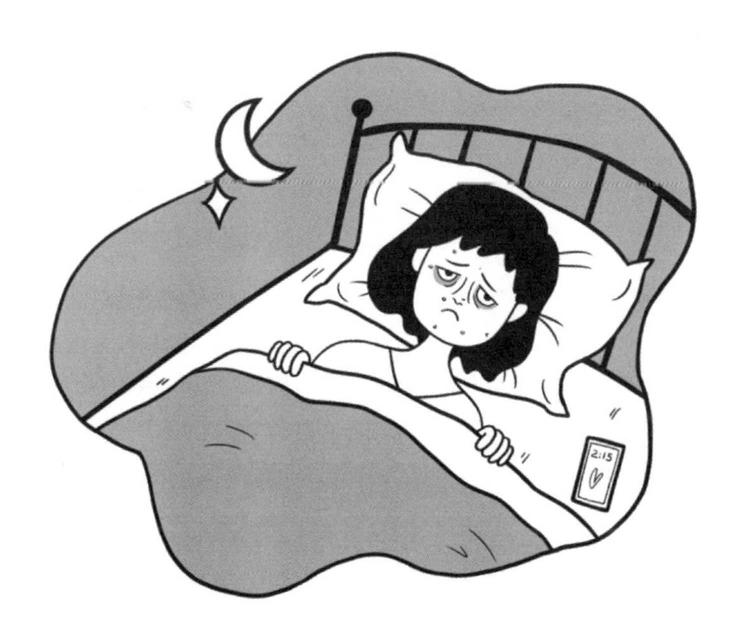

图 4-37　睡眠不足容易长痘

● 熬夜引发痤疮的深层原因

既然熬夜有可能会引发痤疮，那么熬夜与痤疮之间是如何产生联系的呢？

• 熬夜刺激油脂分泌

油脂分泌旺盛，通常是长痘的第一步。

科学研究证明，睡眠剥夺和睡眠打断会影响下丘脑-垂体-肾上腺轴（HPA 轴）分泌激素，其中包括 CRH、CRHR、MC1R 等。研究表明，痤疮患者的这些激素的表达异常高。进一步研究发现，在痤疮患者的皮脂腺细胞中检测到大量的 CRH 及其受体，这些激素能够上调皮脂腺细胞内的脂肪酶，从而促进脂质的生成（图 4-38）。此外，ACTH 和 α-MSH 这两种激素也可发挥相同作用，被认为可以促进油脂分泌。

而熬夜对激素的影响不仅局限于促进油脂分泌，还涉及痤疮的后续进程。例如，P 物质（SP）能刺激皮脂细胞释放多种促炎细胞因子，包括白细胞介素-1(IL-1)、白细胞介素-6(IL-6)和肿瘤坏死因子-α(TNF-α)的产生，从而引发炎症。

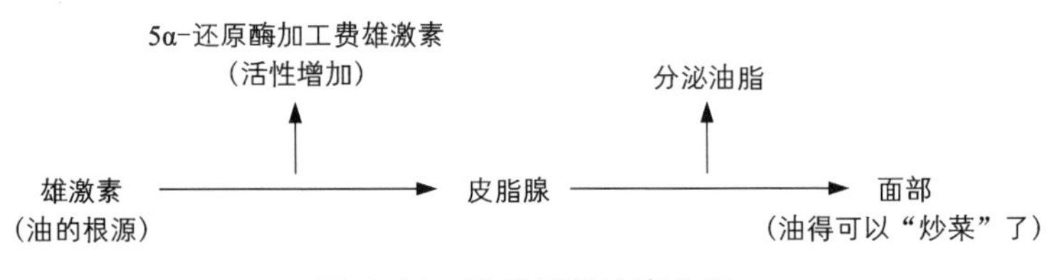

图 4-38 激素引发油脂分泌

- 熬夜破坏皮肤微生态平衡

在了解皮肤功能时，我们发现皮肤最外层构成了一个微生物屏障，其实质是由多种类微生物组成的微生态系统，就像多种族人群混居的社区一样，它们之间维持着微妙的平衡。然而，当外界环境等因素打破这一平衡时，一些平时友好的菌群就会大量繁殖，导致痤疮的产生(图 4-39)。

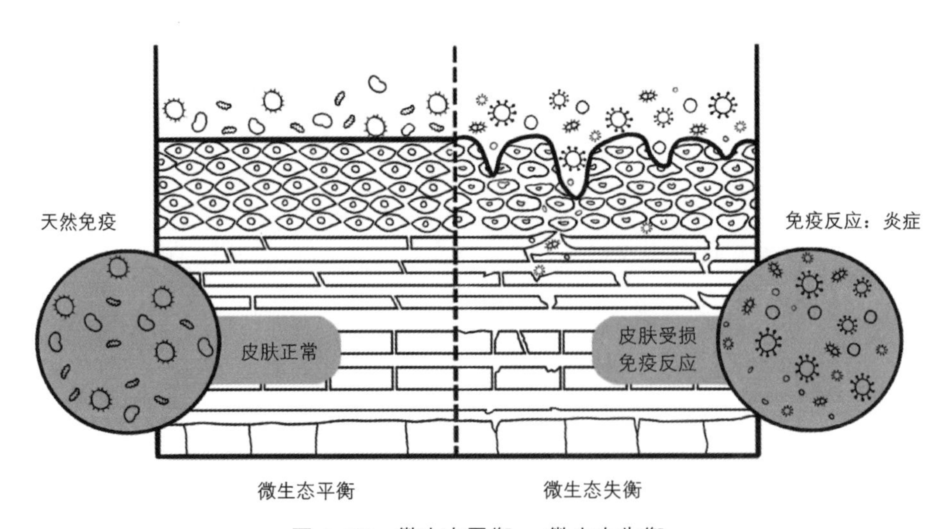

图 4-39 微生态平衡 vs 微生态失衡

其中，与痤疮关系最密切的就是痤疮丙酸杆菌。

痤疮丙酸杆菌可以代谢皮脂中的甘油，释放游离脂肪酸，而游离脂肪酸是公认的导致痤疮的成分之一(图 4-40)。

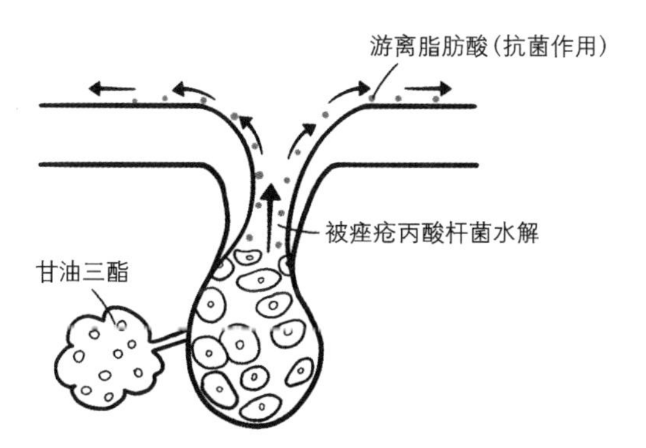

图 4-40　痤疮丙酸杆菌代谢皮脂产生抗菌成分

在研究比较晚睡和早睡人群面部菌群差异时，科学家们发现熬夜人群的痤疮丙酸杆菌丰度会升高，即熬夜会导致痤疮丙酸杆菌大量增殖。

有趣的是，微生物的过度增殖还会改变皮肤表面的酸碱度。在一项让人连续 3 天只睡 4 小时的深度熬夜实验中（图 4-41），科学家们发现测试者脸部的 pH 会显著上升，表明原本脸部酸性环境发生了变化，酸度减少。而 pH 的上升会导致一些环境中的有害细菌、病毒等更容易在皮肤上停留与生存。

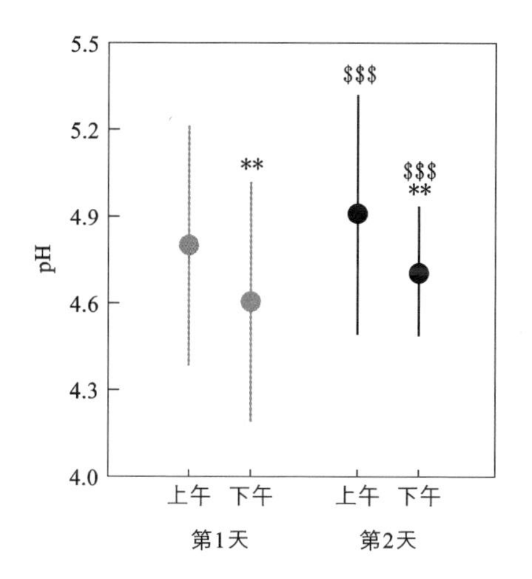

图 4-41　连续 3 天限制睡眠后脸部 pH 的变化

引用：LÉGER D，GAVRIAU C，ETZI C，et al. The impact of sleep restriction on skin parameters and facial appearance of 24 women[J]. Sleep Medicine，2022，89：97-103.

因此，保持科学的逻辑，我们应该重视熬夜对皮肤的影响，尽量保持充足的睡眠时长，维持皮肤的屏障功能和健康状态。

熬夜不仅会导致痤疮丙酸杆菌大量繁殖，还会降低面部皮肤微生物的物种丰度和多样性，也就是微生物的总量和种类都会减少。这实际上意味着，熬夜人群的皮肤微生态平衡系统不够稳定，容易被干扰，因而肌肤对外界刺激的抵抗能力会减弱。

或许你没有想到，每一次无意识的熬夜，都在微小地改变着你皮肤表面微生态的构成。总的来说，熬夜会加速皮脂腺油脂的分泌，助长痤疮丙酸杆菌的繁殖。而过多的毛囊微生物或不正常的油脂分泌，会刺激免疫系统，引发免疫细胞分泌白细胞介素-1(IL-1)等炎症因子。在多种因素相互作用的情况下，最终导致痤疮的形成。

4.4.3　如何选择有效祛痘的产品

祛痘护肤品对轻度痤疮有着良好的护理和改善作用。祛痘护肤品的配方通常会包含多种成分，每种成分都有着不同的功效，因此即使它们都被称为祛痘护肤品，但其祛痘方式和作用效果也有着很大的不同。

● 护肤成分如何实现祛痘功效

• 抑制皮脂过度分泌

抑制皮脂过度分泌是治疗因熬夜导致皮肤爆痘的第一步，也是最基础的一步。护肤成分通过以下方式来实现抑制油脂分泌的目标：

(1)抑制皮脂腺发育：通过降低MC5-R(黑皮质素受体，与皮脂腺细胞分化相关)的蛋白水平，抑制皮脂腺细胞的成熟，减少活性皮脂腺的数量，从而减少皮脂脂质的积累。

(2)减少皮脂的分泌：主要是通过抑制5α-还原酶来实现抑制皮脂的分泌。

• 祛除毛囊角质化

毛囊角质化导致了毛孔堵塞，也是痤疮产生的一个重要因素。因此，祛痘产品通常会加入控油剂和角质处理成分。角质处理成分能够加速角质细胞的代谢，帮助剥落老废角质，疏通毛囊，解决毛孔堵塞问题。

常见的酸类成分，如水杨酸、果酸类，能够很好地去除老废角质，改善毛囊口过度角化问题。同时，它们还能软化角质蛋白，使其变性溶解，从而起到疏通毛孔的作用。

- 抑制致痘微生物

细菌是痤疮的一个重要致病因素。当痤疮出现红肿甚至脓疱时，说明炎症已经发生，身体的白细胞正在与细菌进行“战斗”。在这个时候，使用一些具有抑菌效果、特别是对致痘微生物有抑制作用的成分，能够帮助快速结束这场“战斗”。

- 控制炎症

在痤疮的发病机制中，痤疮丙酸杆菌是诱发炎症的主要因素。然而，仅仅抑制细菌还不够，因为细菌繁殖过程中留下的代谢物同样会继续引发局部的炎症反应。因此，有效控制炎症能够减少痤疮对皮肤的伤害。

● 祛痘成分推荐

针对熬夜产生的痤疮问题，我们挑选了市面上比较经典和热门的祛痘成分，供大家在选择祛痘护肤品时作为参考(表 4-4)。

表 4-4　比较经典和热门的祛痘成分

序号	原料名称	国际化妆品(INCI)	功效
1	桃柁酚	totarol	桃柁酚具有强大的杀菌、抗炎效果，即便低浓度也能发挥高效的抗菌、消炎的作用(0.1%~0.5%的低浓度桃柁酚就可以在十几分钟内杀死全部痤疮细菌)
2	胶态硫	colloidal sulfur	胶态硫是一种具有特殊化学性质的化学物质，其主要作用是抑制痤疮丙酸杆菌的生长，同时也能够起消炎、杀菌等作用
3	皮傲宁	quaterniu m-73	皮傲宁，也叫季铵盐-73，具有极强的抗菌活性，强效但安全性极高。皮傲宁能够抑制痤疮丙酸杆菌的生长

续表4-4

序号	原料名称	国际化妆品(INCI)	功效
4	超分子水杨酸/包裹水杨酸	salicylic acid	水杨酸可以溶解角质间的构成物质，使角质脱落，能除去积聚过厚的角质层，促进新陈代谢。水杨酸作用在毛囊壁细胞，能帮助疏通被堵塞的毛囊，防止毛孔堵塞，具有显著的祛痘抗菌效果
5	PCA 锌	zinc PCA	PCA 锌为“油皮救星”，将含锌物质涂抹在皮肤上可以提高真皮层的含锌量，可以通过对5α-还原酶的抑制作用减少皮脂的分泌，具有非常好的控油效果。此外 PCA 锌具有良好的抑菌效果，只需要低剂量就能阻止引起某些皮肤问题的细菌的繁殖
6	甘草酸二钾	dipotassium glycyrrhi zate	甘草酸二钾具有抗炎舒缓的效果，具有类糖皮质激素作用，但不会造成皮肤的依赖性
7	壬二酸	azelaic acid	壬二酸属于一种外用抗菌剂，具有消炎抗菌功效，能够抑制皮肤油脂过度分泌，而且还能够改善毛囊过度角化的情况
8	没药提取物	commiphora myrrha extract	没药提取物对炎症和肉芽肿有显著的抑制作用，又具有抗菌作用，对5α-还原酶有抑制作用，因此可以治疗粉刺
9	金黄洋甘菊提取物	chrysanth ellum indicum extract	金黄洋甘菊提取物具有杀菌消炎的功效，它富含的环醚类、黄酮类及总挥发油等对真菌有不同的抑制作用，同时能够促进肌肤再生，修护肌肤
10	琥珀酸	succinic acid	琥珀酸可以有效抑制痤疮丙酸杆菌的生长，减少毛孔堵塞，降低皮脂分泌水平，是水杨酸的天然替代品，皮肤耐受性好
11	溶菌酶	lysozyme	溶菌酶具有广泛的抑菌谱，对革兰氏阳性菌、革兰氏阴性菌、真菌等致病微生物均有不同程度的抑制作用

续表4-4

序号	原料名称	国际化妆品(INCI)	功效
12	愈创木薁磺酸钠	sodium guaiazulene sulfonate	愈创木薁磺酸钠具有消炎、抗菌、抗过敏及组织再生功能等，是极好的消炎、杀菌成分，能清除皮肤和头发的细菌
13	烟酰胺	niacinamide	烟酰胺具有抗炎、抗氧化和调节角质层等功能，可以帮助改善皮肤的状况，包括减少痤疮的发生

注：以上名录来源于资深配方师推荐，不代表市场所有，仅代表“熬夜肌”实验室观点，排序不分先后。

针对“熬夜肌”的痤疮问题，我们将详细介绍以下几种成分。

- “抗菌王者”——桃柁酚

桃柁酚，源自新西兰罗汉松，以抗腐烂力著称。新西兰罗汉松的树干木蕊中含有桃柁酚，但它非常稳定，可从死木中提取，无须砍活树。桃柁酚拥有强大的抗菌、消炎能力，即便低浓度也能高效抗菌、消炎(0.1%~0.5%浓度的桃柁酚可在十几分钟内杀死大部分的痤疮细菌)，同时具有优异的抗氧化力，可中和自由基对肌肤的损伤，让痤疮不再反复出现。它对皮肤无刺激，不会导致过敏，常用于“痘性肌肤”的保养，从源头清除痤疮；对熬夜导致的痤疮丙酸杆菌增生有良好的抑制效果。

- 温和硫磺态——胶态硫

大家小时候都听说过甚至用过硫磺皂，它的杀菌消炎作用非常明显。但它有一个缺点，就是脱脂力太强，刺激性较大。

而胶态硫，即胶态硫磺，是一种利用舒缓的成分包裹小分子的硫磺产品。它能缓慢地渗入肌肤发挥作用，相较于硫磺更温和且更有效。胶态硫可以抑制痤疮丙酸杆菌的生长，同时还能消炎、杀菌和减轻皮肤炎症等。胶态硫直接涂抹于皮肤上，可以迅速渗透到皮肤内部，清除毛孔内的油脂、污垢以及其他有害细菌。

此外，胶态硫还能刺激皮肤细胞的新陈代谢，促进皮肤的再生和修复，加速痤疮的愈合。

- 温和强效抗菌——皮傲宁

皮傲宁，又称季铵盐-73，拥有极强的抗菌活性，具有强效而安全的特点。它主要用于祛痘，因为其能有效抑制痤疮丙酸杆菌。

皮傲宁通过抑制痤疮丙酸杆菌来发挥对痤疮的治疗功效，并且只需极低的浓度即可见效。相较于痤疮药膏中常用的过氧化苯甲酰(BPO)，它的作用范围更广，对皮肤真菌类的马拉色菌也有较强的抑制作用，因此对真菌性痤疮也有一定效果。

在实际使用过程中，使用皮傲宁2周后，痤疮显著减少，且安全性高。它在pH为5.5至8.0范围内稳定，用量较低，性价比高，且热光稳定性良好。

皮傲宁在拥有较强功效的同时，也具有不错的温和性。人体斑贴、眼部刺激等试验结果证实，其温和性优于大部分祛痘成分。

- 去角质——超分子水杨酸/包裹水杨酸

水杨酸被广泛认为是经典的祛痘成分，因其能改善毛孔堵塞和去除过厚角质层，从而促进新陈代谢。

然而，水杨酸的使用存在两个问题：不良反应和溶解性。水杨酸使用后可能引起刺痛、灼热、干燥和脱皮等不良反应。护肤品中水杨酸添加量不得超过2%，虽然大多数正常皮肤可以承受此添加量，但仍有部分皮肤不耐受。此外，水杨酸微溶于水，为了增加其溶解性，市面上产品常使用乙醇预先溶解水杨酸，而乙醇本身对皮肤有一定刺激。

为解决这些问题，现今通常对水杨酸进行改性或复配，以改变其性能和极性，使其既能发挥功效又可保持温和性。

其中，包裹技术可以将水杨酸包裹起来，解决了其难以溶解的问题，并具有持久释放效果。即使配方中水杨酸浓度较高，也不会引起刺激，因此效果更优。

另一种超分子水杨酸技术通过稳定分子的结合，创造一种全新的稳定原料。例如将甜菜碱与水杨酸结合，使得该原料同时具有甜菜碱和水杨酸的功效。这项技术既能消炎祛痘，又能为肌肤提供水分，舒缓肌肤，减少刺激，并且有效解决了传统水杨酸存在的刺激性强、溶解性差等问题。

4.4.4 熬夜长痘后应如何护理

同样都是痤疮肌，对于油皮和干皮两种不同肤质，其护理方式还是有所区别的。

● 油痘肌的护理

油痘肌，顾名思义，整个脸部都在频繁产生过多的油脂，这些多余的油脂常常会堵塞毛孔，进而引发细菌或螨虫滋生，反复感染，从而形成油痘肌。

特点：全脸油脂分泌旺盛，毛孔显得粗大，时常伴随着痤疮问题。

在肌肤屏障健康的前提下，针对油性皮肤，主要的护肤法则是“控油+清洁>保湿”，遵循这个法则可使护肤步骤更为简洁有力。但在皮肤屏障遭受损害的情况下(例如，换季过敏、炎症、爆皮、刺痛泛红等)，护肤法则需要调整为“修复>控油”，以修复为主、控油为辅，同时也减少去角质的次数。

● 油痘肌的护理注意事项

(1)生活要有规律，喜欢吃油腻食物或熬夜、生活无规律等因素都会造成痤疮的产生。

(2)切勿抠痤疮，手上细菌多，抠痘时细菌会依附在皮肤破口处，挤压导致细菌进入深层皮肤，让痤疮更严重。

(3)多吃水果，水果富含维生素，补充水分，可有效控油。

(4)油痘肌不能暴晒，紫外线的刺激导致皮肤出油，使老废角质堆积更严重，毛孔堵塞加剧，致使痤疮更严重，因此需格外注意防晒。

● 干性长痘皮肤的护理

干性皮肤容易长痘，原因有两个：一是皮脂腺功能紊乱，皮脂分泌少；二是皮肤屏障功能受损，导致水分流失过快，细胞含水量低，使皮肤干燥。

特点：角质层薄，容易出现干痒、脱屑症状，皮肤常常感觉红、干、薄、紧。

相较于油性皮肤，干性皮肤对外界刺激的敏感性更高，更容易受到细菌和病毒的刺激，从而引发痤疮。因此，在祛痘时，干性皮肤不能使用脱脂性太强的产品进行大面积涂抹，并应避免使用强清洁力的产品，以免造成皮肤过度损伤，引发红肿等问题。

● 干性长痘皮肤的护理注意事项

(1)不要用热水洗脸，过冷或过热都会刺激皮肤。

(2)忌做小气泡清洁，干皮不需要额外处理油脂和黑头，小气泡只会更加刺激皮肤。

(3)忌过度清洗脸部，晚上用温和的氨基酸洗面奶，早上只需清水湿透面巾，轻擦脸。

(4)忌使用磨砂膏去角质。

(5)将爽肤水换成纯净水喷雾。

4.5 熬夜与敏感

4.5.1 你是敏感肌吗?

越来越多的人声称自己是敏感肌，调研报告显示，消费者自我判断为敏感肌的比例高达41%，市面上也出现了大量专为敏感肌设计的护肤品。那到底什么样的肌肤才算敏感肌呢?

2017版《中国敏感性皮肤诊治专家共识》指出，敏感性皮肤的定义：皮肤在生理或病理条件下发生的一种高反应状态。其主要发生于面部，临床表现为受到物理、化学、精神等因素刺激时皮肤易出现灼热、刺痛、瘙痒及紧绷感等主观症状，伴随红斑、鳞屑、毛细血管扩张等一定程度上的客观体征。

● 敏感肌的成因

- 皮肤屏障受损

皮肤屏障受损导致角质层渗透性增加，外界物质更容易进入皮肤中，造成刺激。

- 炎症反应加剧

外界刺激物质渗透，皮肤合成并释放大量炎症介质(如IL-1、IL-8、TNF-α、PGE2等)，多种免疫细胞进入炎症区域，启动炎症反应机制。

- 神经元反应敏感

发炎及组织受损后释放致炎剂激活初级感觉神经元，使神经元对炎症因子介导的痛觉信号更加敏感。

因此，敏感性皮肤的发生是一种涉及皮肤屏障、免疫炎症、神经元反应敏感的复杂过程。在内源和外源因素的相互作用下，皮肤屏障功能受损，外来物入侵皮肤产生炎症，同时炎症引发神经元反应敏感，最终导致红、肿、热、痛等敏感症状的发生。

小 tips：皮肤敏感≠过敏！

皮肤敏感是指皮肤一直处于高度戒备的状态，一旦受到外界的刺激，比如强功效成分或者温度变化等，就会感觉到灼热、刺痛和瘙痒等不适反应。

过敏，医学上也称为“变态反应”，是免疫系统受一种或多种物质(也称为“过敏原”)刺激后引起的组织损伤或生理功能紊乱。

举个例子：原本你拥有正常的皮肤，但如果你每天像刷盘子一样洗脸，过度频繁地去角质，你的皮肤慢慢就会开始容易泛红，甚至起湿疹，但这只是因为皮肤的屏障能力变得薄弱，并不意味着你对洗面奶或去角质磨砂膏过敏。

4.5.2 熬夜对皮肤敏感的影响

根据熬夜人群大数据调查，49%的调查者反映，熬夜后皮肤处于轻度敏感状态。除了这些主观感觉外，在科学研究上也有大量的证据证实熬夜会导致皮肤变敏感。

- 皮肤表观研究项目

在研究皮肤是否敏感的测试中，一般会从三个测试维度观察：经皮失水率、a 值(皮肤红度)、皮肤炎症因子。

表4-5 皮肤敏感测试的三个维度

皮肤敏感测试项目	与皮肤敏感关系
经皮失水率	浅显的理解，其反映的是皮肤的保水能力；而深层的理解，其往往反映的是皮肤屏障问题，所以当经皮失水率增加时，也就意味着屏障受到了损害，皮肤发生敏感的概率会增加
a值	其与皮肤中的红斑、红血丝、血流量的分布有比较大的关系。当皮肤处于敏感状态时，皮下的细小血管就会变宽。血管变宽，流通在其中的血液就会变多，体现在皮肤表面就会呈现红色斑点，从而导致a值的上升。所以在皮肤检测中，当a值上升时，也一定程度上反映了皮肤敏感的概率增加
皮肤炎症因子	当皮肤敏感发生时，往往意味着皮肤会产生大量的炎症因子，所以通过检测其数值，可以判断皮肤的敏感情况

在科学家们设计的深度熬夜模型(每晚限制睡眠3~5小时)中(图4-42)，无论是经皮失水率，还是皮肤红度，熬夜后均呈现较差的状态。特别是在熬夜一晚后，经皮失水率和皮肤红度都陡然升高，证明即使仅熬夜一晚，也会给皮肤带来伤害。

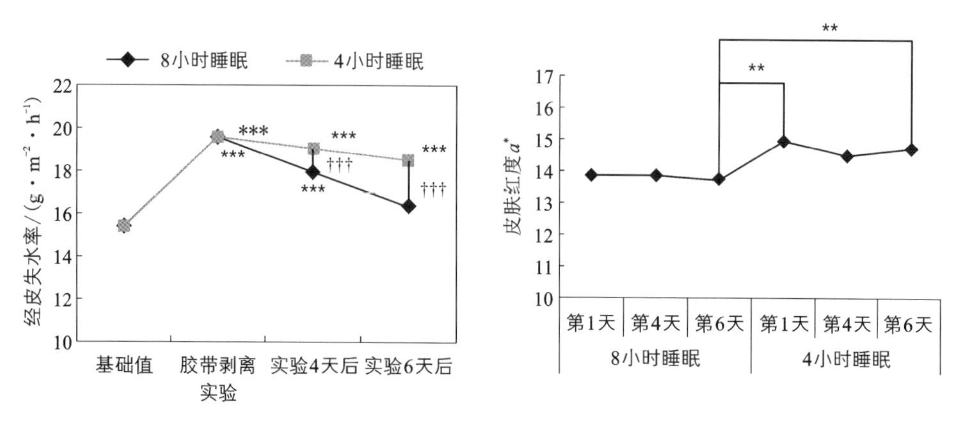

图4-42 正常8小时睡眠和限制睡眠4 h人群经皮失水率和皮肤红度的变化

引用：JANG S I, LEE M, HAN J, et al. A study of skin characteristics with long-term sleep restriction in Korean women in their 40 s[J]. Skin Research and Technology, 2020, 26(2): 193-199.

而在另外一个要求志愿者需要保持24小时清醒的实验中(图4-43)，发现无论是脸部，还是眼周，经皮失水率在熬夜后均显著上升。而当连续24小时不睡时，皮肤中典型的炎症因子如TNF-α、IL-1β等蛋白含量都显著升高。

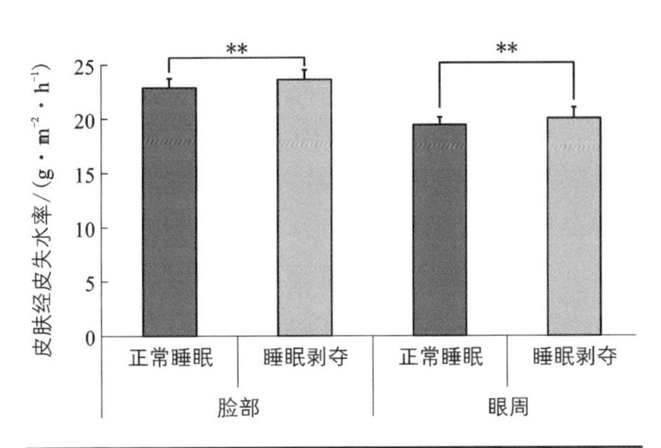

指标	基础值	熬夜后数值
促肾上腺皮质激素/(pg·mL⁻¹)	17.5±2.9	19.3±3.8
皮质醇/(μg·dL⁻¹)	5.5±0.9	6.1±0.9
β-内啡肽/(ng·mL⁻¹)	2.1±0.2	2.1±1.5
去甲肾上腺素/(pg·mL⁻¹)	733±104	730±132
肾上腺素/(pg·mL⁻¹)	57±11	65±15
肿瘤坏死因子-α/(ng·mL⁻¹)	5.0±0.5	6.8±0.6†
白细胞介素-13/(ng·mL⁻¹)	1.6±0.1	2.1±0.1*
白细胞介素-10/(ng·mL⁻¹)	5.9±1.3	6.1±0.6
自然杀伤细胞活性/%	25.4±4.1	40.0±5.8*
自然杀伤细胞数量/(1000·μL⁻¹)	0.18±0.03	0.17±0.03

Values are means ±SEM. * $p<0.01$; † $p<0.05$

图4-43 连续24小时以上不睡觉皮肤失水率和炎症因子的变化

引用：KIM M A, KIM E J, KANG B Y, et al. The effects of sleep deprivation on the biophysical properties of facial skin[J]. Journal of Cosmetics, Dermatological Sciences and Applications, 2017, 7(1): 34-47. ALTEMUS M, RAO B, DHABHAR F S, et al. Stress-induced changes in skin barrier function in healthy women[J]. Invest Dermatol, 2001, 117(2): 309-317.

通过这三个指标的变化，可以得出熬夜确实会直接导致皮肤变得敏感。那么，熬夜是通过什么途径影响了皮肤的屏障和产生炎症的呢？

● 熬夜引发皮肤敏感的深层原因

• 熬夜引起的节律紊乱导致屏障受损

研究发现(图4-44)，当小鼠体内的节律基因*BMAL*1缺失时，皮肤的愈合能力会减弱，这意味着节律基因*BMAL*1在组织再生中充当着关键角色。此外，研究还发现，如果皮肤中缺少了节律基因*BMAL*1，会引发活性氧调节因子1(*ROMO*1)的累积。而*ROMO*1会诱导细胞内产生活性氧(*ROS*)，使屏障受损和愈合缓慢。

因此从*BMAL*1这一节律基因的相关研究我们可以得出，熬夜引起了机体生物节律的紊乱，从而打乱了*BMAL*1节律基因的表达，最终与之相关的皮肤屏障也因此受损。

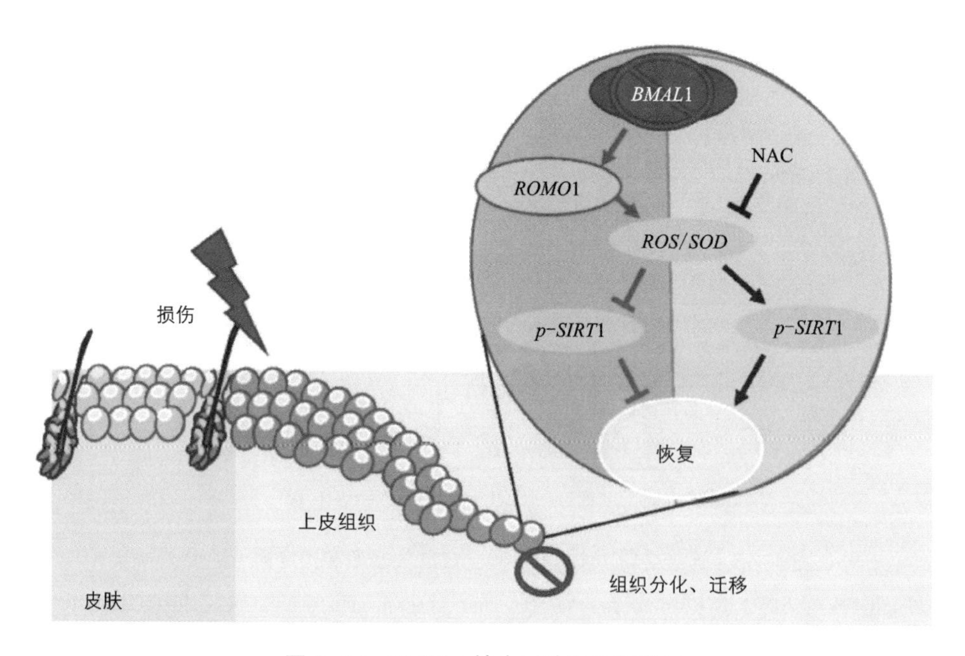

图4-44　BMAL1缺失导致活性氧增加

引用：SILVEIRA E J D, FILHO C H V N, YUJRA V Q, et al. *BMAL*1 modulates epidermal healing in a process involving the antioxidative defense mechanism[J]. International Journal of Molecular Sciences, 2020, 21(3): 901.

另外，在 4.2.2 节中我们提到皮肤水通道蛋白 3(AQP3) 受节律基因的调节。因此，熬夜导致的皮肤屏障受损也可能与 AQP3 蛋白活性减弱有关。

- 熬夜引起的节律紊乱导致炎症反应

科学家们设计了睡眠剥夺的小鼠模型，在该模型中促炎因子的表达增加，并且血管内皮细胞中节律基因 *CRY*1 的表达降低了。

随后研究人员利用病毒载体使小鼠的节律基因 *CRY*1 过表达，结果显示，处理后的小鼠炎症因子和黏附分子的表达受到了抑制。也就是说，*CRY*1 基因的过表达通过了一系列的信号通路，最终导致了 IL-1β、TNF-α、IL-6 等炎症因子表达减少，实现了抗炎的功效。

4.5.3 如何选择改善肌肤敏感的产品？

针对熬夜后的皮肤敏感问题，及时舒缓与屏障修护是主要的解决途径。

- 护肤成分如何实现敏感修护的功效

(1) 物理屏障修护：通过补充类皮脂、细胞间脂质以及部分具有保湿功效的成分可促进皮肤的屏障修护。

(2) 抑制炎症因子：炎症因子是引起炎症的重要因素，如白细胞介素、肿瘤坏死因子等。通过抑制炎症因子的产生和释放，可减轻炎症反应。

(3) 神经调节：神经系统对炎症反应也有一定的调节作用，如交感神经和副交感神经的平衡调节。通过调节神经系统的功能，可减轻炎症反应和疼痛感。

(4) 内分泌调节：内分泌系统对炎症反应也有一定的调节作用，如肾上腺素、皮质醇等激素的调节。通过调节内分泌系统的功能，可减轻炎症反应和疼痛感。

- 敏感修护成分推荐

针对熬夜后的皮肤敏感问题，我们挑选了市面上比较经典和热门的敏感修复成分，供大家在选择产品时作为参考(表 4-6)。

表 4–6 市面上比较经典和热门的敏感修复成分

序号	原料名称	国际化妆品原料(INCI)	功效
1	卡瓦胡椒提取物	piper methysticum root extract	抗炎、通过胡椒素抑制神经疼痛
2	红没药醇	bisabolol	减少强刺激性物质引发的炎症因子的释放，从而对炎症起到预防和抑制作用
3	薰衣草(lavandula angustifolia)花提取物	lavender flower extract	促进皮肤产生褪黑素，引发修复机制，促进皮肤从环境损害中恢复
4	脂质神经酰胺	ceramide	增强表皮细胞内聚力，修护皮肤屏障，改善皮肤保持水分的能力
5	尿囊素	allantoin	具有微弱的麻醉、镇痛和抗刺激的作用，能中和刺激物产生的刺激及毒性，对皮肤有一定的舒缓作用
6	积雪草(centella asiatica)提取物	centella asiatica extract	可以舒缓镇静肌肤；促进纤维细胞再生；抑制基质金属蛋白酶和保护细胞外基质不被降解
7	甘草酸二钾	dipotassium glycyrrhiz ate	能抑制组胺的产生，缓解修复皮肤泛红、毛细血管扩张等问题，从而能对皮肤进行更好的修护
8	油橄榄(olea europaea)叶提取物	olea leaf extract	舒缓高敏神经，保护皮肤水合作用，恢复皮肤屏障功能，并在皮肤遭受化学侵蚀后保持皮肤的水分平衡
9	柑橘(citrus reticulata)果提取物	citrus reticulata fruit extract	抑制 TRPV1，减轻灼烧感和刺痛感，增加皮肤的耐受性
10	羟苯基丙酰胺苯甲酸	hydroxyphenyl propamidob enzoic acid	抑制组胺引起的皮肤异常状态；抑制炎症因子，低剂量($5×10^{-3}$)即可缓解皮肤瘙痒、水疱、红肿等症状

续表4-6

序号	原料名称	国际化妆品原料(INCI)	功效
11	4-叔丁基环己醇	4-t-butyl cyclo hexanol	对 TRPV1 有抑制作用，减轻灼烧感和刺痛感；增加皮肤的耐受性
12	马齿苋(portulaca oleracea)提取物	portulaca oleracea extract	可降低透明质酸酶的含量，可以减轻或抑制常见致敏原对皮肤的刺激作用，从而达到舒缓皮肤的效果
13	金黄洋甘菊(chrysanthellum indicum)提取物	chrysanthe llum indicum extract	对皮肤可以起到舒敏、修护敏感肌肤、减少红血丝及调整肤色不均等作用
14	泛醇	panthenol	泛醇可以舒缓肌肤炎症，减少肌肤红疹，改善敏感肌肤症状，减少炎症因子 PGE2。另外还可以加速伤口愈合，促进上皮形成和组织再生

针对“熬夜肌”的敏感问题，我们将着重详细介绍以下几款高效的舒缓成分。

- 卡瓦胡椒提取物

卡瓦胡椒提取物，舒缓界的新秀原料，其提取物具有显著的催眠、即时镇痛止痒、抗菌等多种类型的药理功效。

卡瓦胡椒提取物中含多种卡瓦胡椒内酯，能够在一定程度上控制 TNF-α(肿瘤坏死因子α，主要的炎性反应细胞信号分子)、同时抑制 PGE2 的活性(前列腺素 PGE2 是炎症的已知介质，可导致疼痛)来阻断神经元传递信息，从源头预防外界刺激导致的刺痛、灼热、瘙痒等不适症状。

据美业颜究院统计，在 2021 年第二季度我国国家药品监督管理局的备案增长量排行榜中，卡瓦胡椒根提取物在舒敏领域排名第一，位居全部植物类提取物第二。由此可见，卡瓦提取物备受化妆品行业的青睐。

- 红没药醇

红没药醇，又称为防风根醇、甜红没药醇，存在于菊科植物的精油中，也可从橄榄科植物没药树中提取。它可以减少强刺激性物质引发的炎症因子的释放，从而对炎症起到预防和抑制作用，并且天然红没药醇在此功能上的作用是合成品的两倍。

- 脂质神经酰胺

神经酰胺含有大量的亲水基团和较强的结合水分子的能力，在角质层中形成网状结构来维持皮肤的水分，提升皮肤电导率，具有强大的锁水能力。此外皮肤在衰老过程中，脂质合成量下降，而增加皮肤角质层中的神经酰胺可以增强角化细胞之间的黏着力，改善皮肤干燥、脱屑、粗糙等状况。神经酰胺还可以增加角质层的厚度，减少皱纹，增加皮肤弹性，延缓皮肤衰老，是修复皮肤屏障的主要成分之一。

4.5.4 敏感肌护理建议

熬夜可能导致健康皮肤处于敏感状态，敏感肌熬夜更是如此。熬夜导致的敏感肌大部分都存在皮肤屏障功能不全、角质层的“砖泥结构”不够牢固等问题。

● 熬夜导致的敏感皮肤日常护理的注意事项

- 减少熬夜

遵循生物钟规律，养成健康生活习惯，给皮肤预留更多时间进行自我修复。

- 防晒

选择物理防晒，比如打伞、穿防晒衣、戴墨镜等。如果选择涂抹防晒霜，最好选择含 TiO_2 和 ZnO 成分的防晒产品。

- 洁面

选择以氨基酸表面活性剂为主的洁面产品，对敏感肌肤会比较友好。

- 含舒敏修复类成分的产品

比如含尿囊素、神经酰胺、红没药醇、维生素 B_5、鞘脂类、胆固醇或甾醇类、燕麦葡聚糖、洋甘菊提取物等舒敏修复类成分的产品。

4.6 熬夜与衰老

4.6.1 衰老的机制

皮肤的衰老是由遗传因素决定，并受多种环境因素影响的自然过程，包括内源性老化和外源性老化两种。内源性老化又叫自然老化，是机体免疫及内分泌功能随机体衰老而产生的变化。外源性老化主要是由环境因素，如紫外线照射、吸烟、风吹及接触有害化学物质引起的变化。

事实上，皮肤衰老还有很大的探索空间，经过不断研究，科学家们从不同的维度提出了许多不同的学说(表 4-7)。

表 4-7　不同的皮肤衰老学说

名称	内容
自由基衰老学说	认为衰老是由细胞正常代谢过程中产生的自由基的有害作用造成的
非酶糖基化衰老学说	生物体内非酶糖基化反应是指在无酶催化的条件下，还原性糖与蛋白质等大分子发生可逆或不可逆结合的过程
基因调控学说	提出了一种基因调控的模型，其中各类型的基因相互作用，通过差异基因表达来控制细胞的分化
线粒体学说	线粒体产生 ATP(三磷酸腺苷)为细胞提供能量。在 ATP 产生过程中，会产生活性氧(ROS)，ROS 可以破坏蛋白质等生物大分子，从而引起衰老
免疫功能退化学说	免疫功能的下降可能引起正常的衰老
内分泌功能减退学说	神经内分泌与免疫系统之间通过激素、神经肽、神经递质等，与细胞因子相互联系、互相作用。神经内分泌调节网络的失衡会加速衰老进程
代谢失调学说	生命的物质基础是代谢，如果一些代谢发生变化和失调，最终会导致机体的衰老

续表4-7

名称	内容
交联学说	该学说认为衰老的根本原因是各种生物大分子中化学活泼基团相互作用而导致的分子交联
DNA 损伤积累学说	外源因素和内源的自由基基本都可导致 DNA 的损伤。正常机体存在 DNA 的修复机制，但随着年龄增加，这种修复能力下降
细胞凋亡学说	认为衰老细胞的死亡实质就是细胞凋亡
端粒学说	端粒位于染色体的末端，每当细胞分裂时，端粒就会变短。当端粒短到一个临界长度时，细胞也失去活性而死亡

4.6.2 熬夜对衰老的影响

熬夜在我们的生活中常常会发生，是否会导致皮肤衰老呢?

为了探究熬夜对皮肤衰老的影响，科学家们从皮肤弹性、面部皱纹数量和深度及皮肤紧致度不同维度进行说明。

在一项为期6天的熬夜实验中(图4-45)，受试者均为年龄40岁以上的女性，且被要求每天只能睡4小时。

结果表明，在经历一次熬夜后，受试者们的皮肤弹性显著下降，面部皱纹的深度显著增加；随着熬夜周期的延长，受试者们皮肤的变化也在持续加剧。

对于已经养成熬夜习惯的人，他们的皮肤弹性是不是比拥有健康睡眠习惯的人要差很多呢？下面这个研究能很好地解答这个疑惑。

该研究的数据表明(图4-46)，有熬夜习惯的人(23：00后入睡)皮肤平均弹性比没有熬夜习惯的人要差很多，并且，平均皱纹数量要比没有熬夜习惯的人(23：00前入睡)多。而且皮肤紧致度也是呈下降的趋势(虽然图中显示数据上升，但描述紧致度的指标是数据越大，紧致度反而越差)。

“我并不是真的喜欢熬夜，而是感觉只有晚上的时间才是属于自己的”，这应该是大多数人的心声。人们越来越倾向在深夜时沉浸于手机世界中，殊不知，手机发出的光线会延迟我们的入睡时间，并影响我们的肌肤状态。

“智能手机导致失眠”的研究结果证实(图4-47)，使用手机时间越长，志愿者会出现入睡时间显著推迟和皮肤弹性下降等现象。

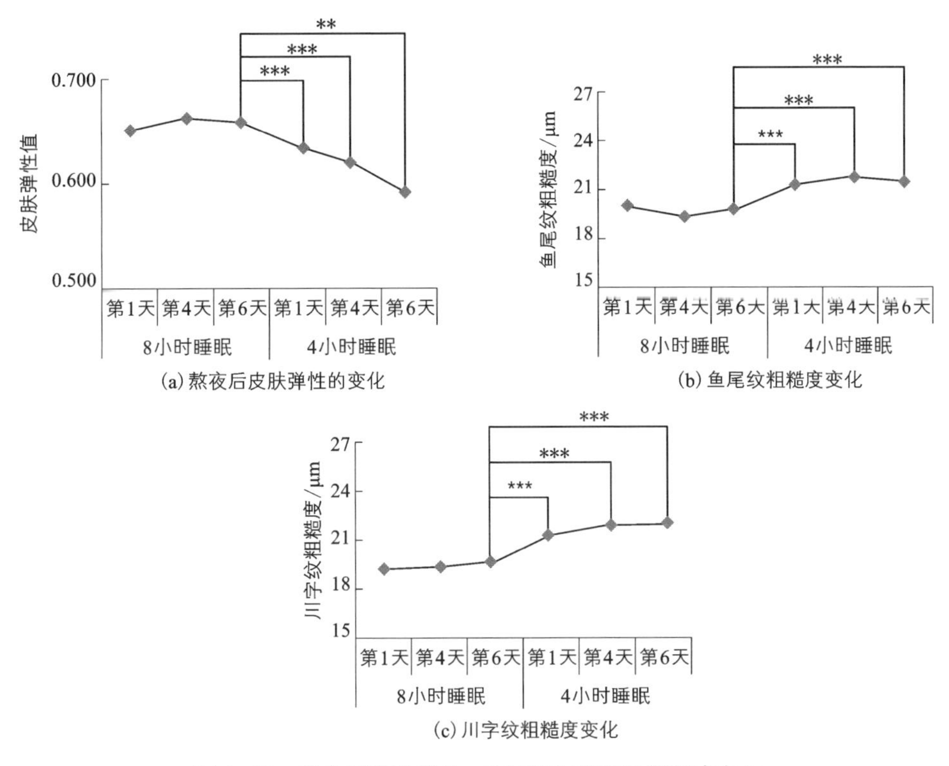

(a)熬夜后皮肤弹性的变化

(b)鱼尾纹粗糙度变化

(c)川字纹粗糙度变化

图 4-45 熬夜后皮肤弹性、鱼尾纹和川字纹粗糙度变化

引用：JANG S I, LEE M, HAN J, et al. A study of skin characteristics with long-term sleep restriction in Korean women in their 40 s[J]. Skin Research and Technology, 2020, 26(2): 193-199.

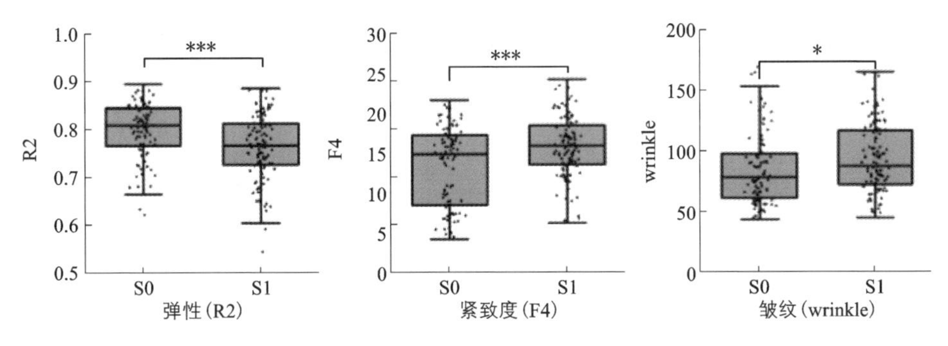

弹性(R2)　紧致度(F4)　皱纹(wrinkle)

S0：没有熬夜习惯的人；S1：有熬夜习惯的人。

图 4-46 熬夜人群(23：00 后入睡)皮肤的弹性(R2)、紧致度(F4)和皱纹(wrinkle)的变化

引用：SHAO L JIANG S J, LI Y, et al. Regular late bedtime significantly affects the skin physiological characteristics and skin bacterial microbiome[J]. Clinical, Cosmetic and Investigational Dermatology, 2022, 15: 1051-1063.

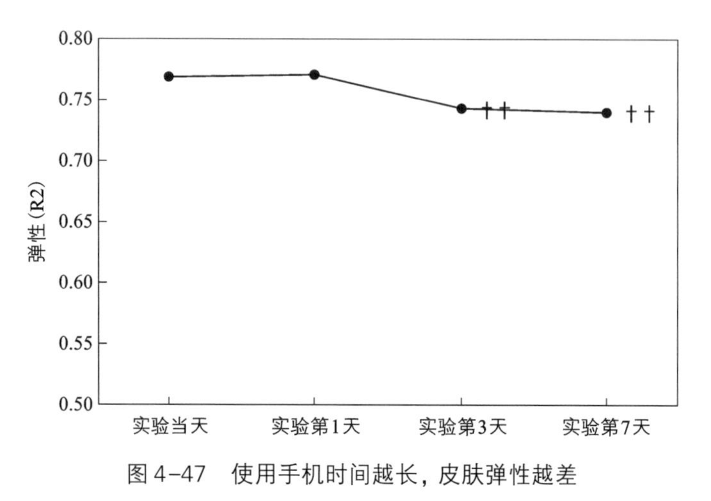

图4-47 使用手机时间越长，皮肤弹性越差

引用：JANG S I, LEE M, HAN J, et al. A study of skin characteristics with long-term sleep restriction in Korean women in their 40 s[J]. Skin Research and Technology, 2020, 26(2): 193-199.

我们已经证实熬夜确实会导致皮肤衰老，相关的测试指标也发生了相应变化，但是在这一过程中发生了什么呢?

● 熬夜引发皮肤衰老的深层原因

• 熬夜导致自由基 ROS 增多，使细胞死亡

有研究表明，缺乏 *BMAL*1 的基因突变小鼠会表现出自由基 ROS 水平上升、寿命缩短和各种早衰症状。同时，在睡眠被剥夺的小鼠细胞内观察到自由基和衰老相关分泌表型（SASP）的积累。SASP 是细胞衰老非常重要的指标，并且 SASP 与免疫细胞协同能引起慢性炎症状态，加速衰老进程。

熬夜导致的衰老原因之一是扰乱了皮肤节律使得自由基增多，随后导致皮肤衰老。

• 熬夜导致 DNA 损伤，加速皮肤衰老

紫外线、自由基等内外部因素会对细胞的 DNA 造成损伤，而细胞的自我修复时间主要集中在夜晚，熬夜时我们身体的生物钟被打破，DNA 发生损伤时无法得到及时修复。而当 DNA 损伤累积到一定程度时，机体的衰老就会随之发生。

- 熬夜引发激素紊乱加速皮肤衰老

与睡眠紧密相关的褪黑素，虽然主要由大脑分泌，但是外周的分泌性器官也有分泌，且皮肤细胞上存在两个褪黑素受体（MT1 和 MT2）。多年来研究人员对褪黑素的研究很多，它能够清除自由基，因此具有抗氧化作用，能促使抗氧化酶产生，同时具有抗炎性，夜间高水平分泌的褪黑素能够清除白天产生的过多自由基，修护肌肤屏障。

熬夜会导致褪黑素的分泌减少，引起肌肤炎症，过多的炎症因子则会导致炎症性衰老。

- 总结

熬夜会导致生物钟紊乱，使得自由基水平上升、DNA 损伤、衰老相关分泌表型（SASP）的积累等，结果是胶原蛋白等支撑结构断裂或流失，最终表现在皮肤上呈现弹性、紧致度降低，面部出现皱纹。

4.6.3 如何选择有效抗衰产品

从熬夜引发皮肤衰老的原因出发，我们会发现“熬夜肌”对抗衰老的护理方式主要有：修护 DNA 损伤、调节皮肤细胞生物节律和刺激胶原蛋白产生。在此基础上，总结出下表（表 4–8），以供参考。

表 4–8 常见抗衰成分

序号	原料名称	国际化妆品原料（INCI）	功效
1	β–烟酰胺单核苷酸	nicotinamide mononucleotide	一种自然存在的生物活性核苷酸，可促进重要辅酶因子的产生，与机体衰老息息相关
2	二裂酵母发酵产物溶胞物	bifida ferment lysate	可促进 DNA 的损伤修复，对缓解光老化有积极作用
3	水解酵母蛋白	hydrolyzed yeast protein	可以促进皮肤中和昼夜节律有关的基因（如 *CLOCK*、*PER*1 和 *BMAL*1）表达
4	可溶性胶原	soluble collagen	可以促进皮肤胶原蛋白的生成，防止皮肤松弛和皱纹的产生

续表4-8

序号	原料名称	国际化妆品原料(INCI)	功效
5	补骨脂酚	bakuchiol	补骨脂酚以类似视黄醇的方式调节基因表达，可以增强人皮肤成纤维细胞活性，降低皮肤胶原蛋白的分解，同时还能促进皮肤胶原蛋白的合成，抑制炎症反应等，从而达到抗衰老的功效
6	视黄醇	retinol	促进Ⅰ型胶原蛋白、GAG 糖胺聚糖、纤连蛋白和原弹性蛋白合成，调节真皮层细胞外基质稳态，丰富细胞外基质在皮肤中的沉积，以及促进内皮细胞增殖等
7	羟丙基四氢吡喃三醇(玻色因)	hydroxyp ropyl tetrahyd ropyrant riol	显著提高糖胺聚糖及糖蛋白的表达量；上调胶原蛋白的表达量，增加真皮与表皮的黏合度；修复受损组织，提升皮肤紧致度，改善皮肤肤质，提升光泽
8	蓝铜胜肽	copper tripeptide-1	具有促进胶原蛋白和弹力蛋白再生的功能，且能够抑制炎症因子的合成，有利于细胞修复
9	羟基积雪草甙	madecass oside	可以促进Ⅰ型胶原蛋白的合成，减少皮肤炎症反应，调节角质形成细胞的分化和让过度角质化状态恢复正常，达到抗老和修复皮肤自身屏障的目的
10	抗坏血酸(维生素 C)	ascorbic acid	促进皮肤胶原蛋白合成，帮助衰老受损皮肤修补和再生；具有显著还原性，是卓越的抗氧化剂
11	乙酰基六肽-8	acetyl hexapept ide-8	抑制乙酰胆碱(Ach)过度释放，肌肉上的 Ach 受体接收不到 Ach 的肌肉收缩的信号，从而抑制面部肌肉过度收缩，进而达到平抚动态纹、静态纹及细纹的目的
12	千日菊提取物	acmella oleracea extract	模拟胜肽的植物提取物，通过抑制神经冲动的电子信号传递，可以有效对抗表情纹，达到即时可见的平滑效果

续表4-8

序号	原料名称	国际化妆品原料(INCI)	功效
13	泛醌 (辅酶Q10)	ubiquinone	是机体中的重要辅酶，是人体内唯一天然存在的、可再生的脂溶性抗氧化剂，可清除体内的自由基，可减少氧化应激反应，同时改善线粒体功能
14	虾青素	astaxanthin	是一种抗氧化剂，其可以稳定人体细胞膜的结构，降低细胞膜的通透性，从而限制过氧化物进入细胞内，起到抗氧化的作用
15	精氨酸/ 赖氨酸多肽	arginine/ lysine polypeptide	加快局部血液循环和新陈代谢，起到抗皱、紧致肌肤的作用；增强皮肤细胞活跃性，延缓皮肤衰老
16	马齿苋 提取物	portulaca oleracea extract	能够清除自由基，减少因氧化给细胞带来的损伤，改善色素沉着，延缓皮肤衰老。还可以抑制炎症因子，抵抗炎症，减少瘢痕和皱纹的出现
17	超氧化物 歧化酶 (SOD)	superoxide dismutase	一种生物抗氧化酶，是机体代谢产生的超氧阴离子自由基的天然清除剂，被称为生物体抗氧化系统的首道防线
18	生育酚 (维生素E)	tocopherol	维生素E具有延缓衰老、抑制日晒红斑、减少皱纹、润肤消炎等功效，是防止光老化的良好活性物质

注：以上名录来源于资深配方师推荐，不代表市场所有，仅代表“熬夜肌”实验室观点，排序不分先后。

从上表中选择了几款针对“熬夜肌”需求的抗衰成分进行详细介绍。

● β-烟酰胺单核苷酸

β-烟酰胺单核苷酸，简称NMN，是一种自然存在的生物活性核苷酸。NMN可以合成NAD+(辅酶Ⅰ)，NAD+作为人体重要的辅酶，存在于人体的细胞中，广泛地参与营养物质的代谢和能量的合成，是细胞保持活力的重要支撑，是修复DNA的重要原料，还作为底物参与调节细胞存活、细胞凋亡、免疫应答、昼夜节律等多种生理功能，与人体衰老息息相关。

PARPs(poly ADP ribose polymerase)是 DNA 修复酶，定位在细胞核内，应激条件下可催化 DNA 的修复。NMN 是生物细胞内 PARPs 的重要底物。随着年龄增长，NAD+水平逐渐下降，DNA 修复酶 PARP1 越来越多地与 DBC1(乳腺癌缺失因子 1)结合形成 PARP1 DBC1 复合物，该复合物会阻碍 PARP1 修复受损的 DNA。提高 NAD+水平会干扰 PARP1 DBC1 复合物形成，从而恢复 PARP1 的 DNA 修复活性。有科学家发现给暴露于辐射的老年小鼠口服 NMN 一周后，老年小鼠的 DNA 损伤明显减少。

● 人源胶原

人源胶原是通过基因重组与生物发酵双重技术生产制备而来，氨基酸序列与人胶原蛋白氨基酸序列特定功能区是 100%相同的，它可以促进皮肤细胞的生长和分裂，加速伤口愈合，有助于修复受损的皮肤组织，同时还可以替代流失的胶原蛋白，帮助皮肤恢复弹性和紧致度，从而减缓衰老。

● 补骨脂酚

补骨脂酚作为抗衰成分视黄醇的“竞争者”，向来受到化妆品界人士的关注。补骨脂酚以类似视黄醇的方式调节基因表达，可以增强人皮肤成纤维细胞活性，降低皮肤胶原蛋白的分解，同时还能促进皮肤胶原蛋白的合成，达到抗衰老的功效。所以补骨脂酚在结构上虽然不同于视黄醇，但是其可以作为视黄醇的替代品(图 4-48)。与视黄醇相比，涂抹含补骨脂酚的产品，经过 12 周的治疗，受试者皮肤皱纹有明显改善，并且还能观察到色素沉着、皮肤弹性、光损伤等得到有效改善。

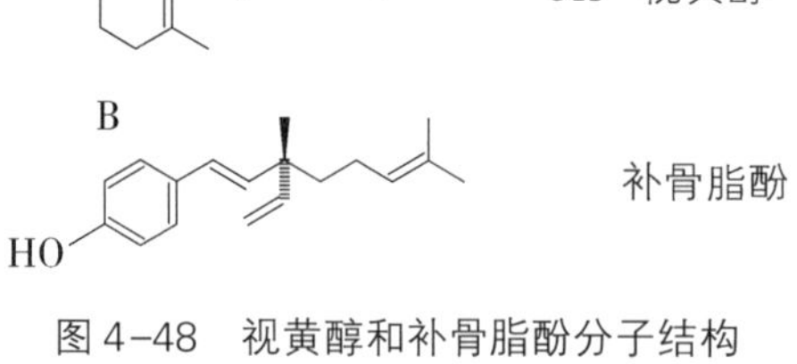

A
OH　视黄醇

B
HO
补骨脂酚

图 4-48　视黄醇和补骨脂酚分子结构

● 精氨酸/赖氨酸多肽(芋螺毒素肽)

精氨酸/赖氨酸多肽(芋螺毒素肽)最早是从芋螺这种独特的贝壳类动物中发现，是通过模拟芋螺分泌的毒素，经过排序后人工合成的仿生肽，是已发现的最小的核酸编码的动物神经毒素肽，其能特异性阻断肌肉中神经元的电流传导，抑制肌肉收缩，进而淡化皱纹。芋螺毒素肽的阻断率>90%，并保留了部分的神经肌肉电流传导。正因为这样，这种抗衰成分既可以避免脸部瘫痪，又不会使皮肤过于紧绷和僵硬，从而达到自然祛皱的效果。

4.6.4 抗衰护理建议

熬夜导致皮肤的昼夜节律发生变化，从而引发一系列的连锁反应，最终导致皮肤中胶原蛋白断裂等一系列老化反应的发生。正确的抗衰方式如下。

- 保持运动，合理作息，拒绝熬夜

合理的运动和作息会促进身体的新陈代谢，使皮肤的整体循环更通畅。

- 分区护理，更具针对性

日常的护肤中已经融入了分区护理的概念，比如眼霜和面霜。分区护理的意义在于，不同区域的皮肤性质有差异。例：T区更容易出油，眼周的皮肤最薄等。因此，根据不同皮肤区域的特点进行针对性护理，能最大限度地发挥产品功效。

- 成分协同，实现1+1>2的协同效果

许多证据证明，不同成分放在同一个配方中，能起到1+1>2的协同增效效果，比如胜肽和A醇，在选择时可以优先考虑成分表中有添加协同增效的多重成分产品。

- 拒绝追求高浓度产品，配方合理是关键

- 注意防晒

4.7 熬夜与皮肤暗沉

4.7.1 影响皮肤暗沉的因素

● 色素

人类皮肤的颜色由表皮中的黑色素、类胡萝卜素和真皮中的氧合血红蛋白、血红蛋白、胆红素等色素的含量所决定，其中黑色素为主要影响因素。黑色素形成的生理基本过程可概括为：黑色素细胞产生黑色素颗粒；黑色素颗粒通过黑色素细胞枝状突起向角质细胞转移，转移至角质细胞的黑色素颗粒随表皮细胞上行至角质层，从而影响皮肤的颜色或形成色斑，最终随角质层脱落而排泄。

● 皮脂

熬夜会引起皮肤分泌的油脂增加，皮脂是一种淡黄色的液体，皮脂分泌过多，脸色就会呈现发黄、暗沉的状态。

● 光学特性

从光学角度分析，由于不同波段的光线射入人眼，会给人不同的主观感觉，当光线经含水量充足、完整的角质层反射至人眼时，主观感觉肌肤色泽亮丽。反之，当皮肤屏障受损、皮肤含水量不足、皮肤粗糙时，皮肤折光度就会降低，造成视觉上的肤色暗沉。

● 自由基

人体中的氧自由基主要包括羟自由基、超氧阴离子自由基、过氧化氢、单线态氧、脂氧自由基，可导致膜脂质的过氧化反应、蛋白修饰和DNA损伤等细胞内功能紊乱，因此其与皮肤衰老密切相关。此外，由于黑色素合成过程是一系列酶促氧化反应过程，活性氧的存在是这个过程发生的必要条件。同时氧自由基可以氧化胶原纤维，使皮肤呈黄色。

● 炎症

炎症后色素沉着(post-inflammatory hyperpigmentation，PIH)是指皮肤发生急慢性炎症反应后，遗留下色素沉着斑。熬夜后皮肤容易长痘，即使痘包消失了脸上还是会留下痘印，随后会逐步演变成黑色的痘印，这就是炎症后的色素沉着。

4.7.2 熬夜对皮肤暗沉的影响

在前述熬夜人群的调查中，35%的人认为熬夜后皮肤会出现暗沉发黄。但引发肤色暗沉的原因很多，熬夜对肤色是否真的有影响呢？我们不妨看下科学的研究结果。

在研究熬夜对肤色影响的实验中，科学家们主要通过皮肤检测中 *L* 值(明暗)、*a* 值(红度)、*b* 值(黄度)这几个指标观察。

● *L* 值(明暗)

L 值用来观察、判断皮肤明暗的差异。*L* 值越高，皮肤越偏向白色；*L* 值越低，皮肤越偏向黑色。

研究发现(图 4-49)，在深度熬夜后，也就是一晚只睡 4 小时后，皮肤 *L* 值会下降。在完全睡眠剥夺实验中，即一晚完全不睡，脸颊处的 *L* 值相对熬夜前显著降低。

而且，睡前使用手机的习惯会持续地、非常明显地让肤色越来越暗沉(图 4-50)。整个实验仅仅维持了 7 天，但数据的下降趋势非常明显。

所以，熬夜看手机，对皮肤来说可谓是双倍伤害。

● *a* 值(红度)

a 值，也称皮肤红度值，其与皮肤中的红斑、红血丝、血流量的分布有比较大的关系。

研究人员在一项连续 6 天，每天限制睡眠时间 4 小时的实验中发现(图 4-51)，志愿者熬夜一晚后皮肤红度显著上升。

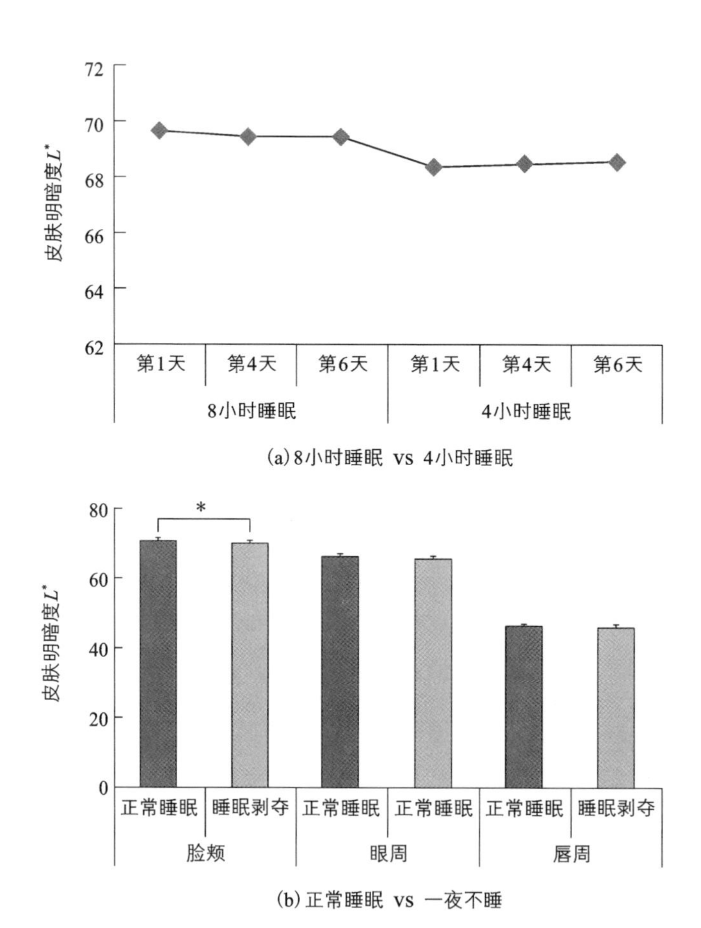

图4-49 正常睡眠与睡眠剥夺后皮肤 *L* 值对比

引用：JANG S I, LEE M, HAN J, et al. A study of skin characteristics with long-term sleep restriction in Korean women in their 40 s[J]. Skin Research and Technology, 2020, 26(2): 193-199.

KIM M A, KIM E J, KANG B Y, et al. The effects of sleep deprivation on the biophysical properties of facial skin[J]. Journal of Cosmetics, Dermatological Sciences and Applications, 2017, 7(1): 34-47.

不过类似的情况在国内却没有得到同样的结果[图4-52(a)]。深度熬夜虽然让志愿者皮肤红度出现了变化，但不是非常明显。同时国人在进行完全睡眠剥夺实验室中[图4-52(b)]，连续24小时不睡之后，志愿者的脸部红度只出现了小幅度上升，但也没有显著性差异。

整体来说，熬夜对皮肤红度的影响似乎不太明显。

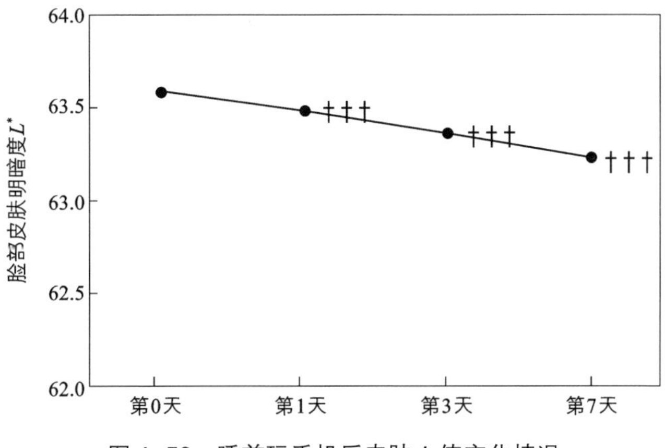

图 4-50 睡前玩手机后皮肤 *L* 值变化情况

引用：JANG S I，JUNG Y，LEE M，et al. Evaluation of changes in skin characteristics due to the poor quality of sleep caused by smartphone usage［J］. Journal of Cosmetic Dermatology，2021，21（4）：1656-1665.

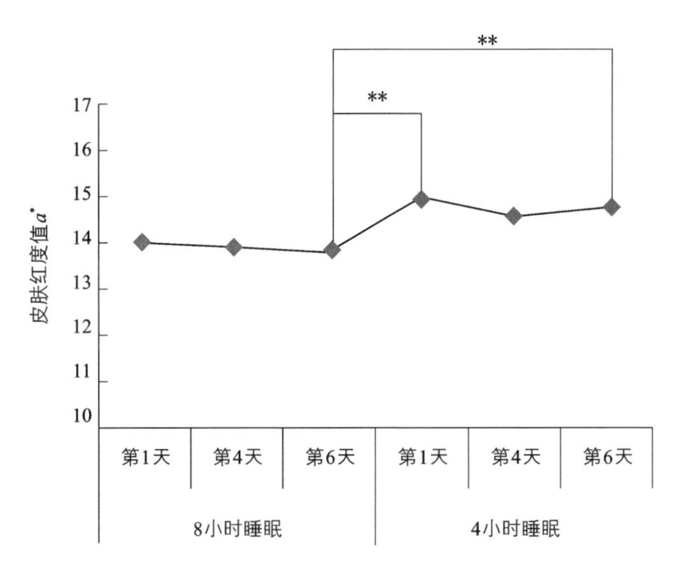

图 4-51 限制睡眠时间后皮肤 *a* 值的变化

引用：JANG S I，LEE M，HAN J，et al. A study of skin characteristics with long-term sleep restriction in Korean women in their 40 s［J］. Skin Research and Technology，2020，26（2）：193-199.

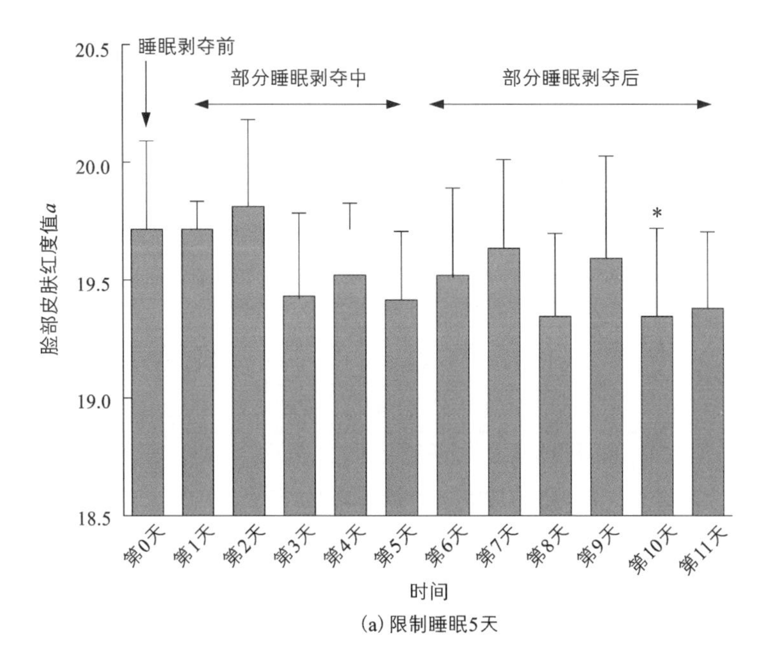

(a)限制睡眠5天

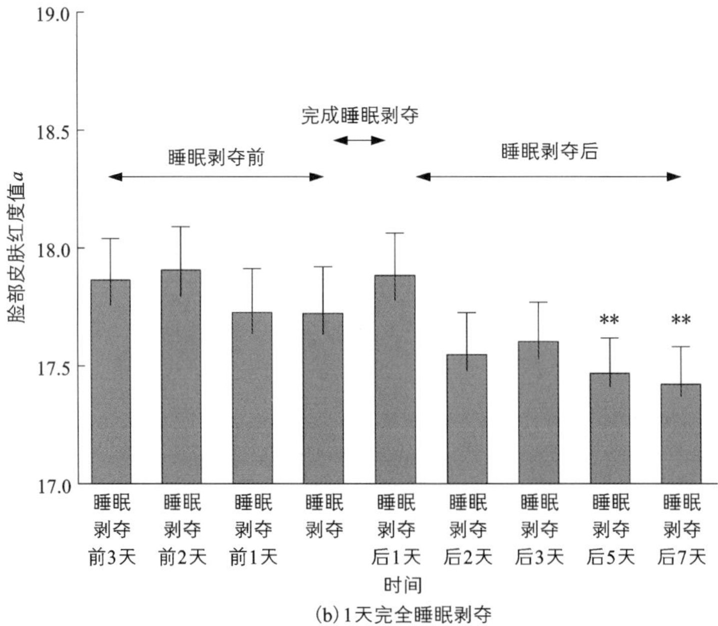

(b)1天完全睡眠剥夺

图4-52 熬夜后皮肤 *a* 值的变化

引用：MATSUBARA A，DENG G，GONG L L，et al. Sleep deprivation increases facial skin yellowness[J]. Journal of Clinical Medicine，2023，12(2)：615.

● b 值(黄度)

b 值反映皮肤的黄度变化。当 b 值上升，说明黄度上升，皮肤看起来就会发黄。

关于持续地深度熬夜对皮肤黄度的影响，国外和国内有类似的实验(图 4-53)，每晚只睡 4 小时连续保持 5~6 天。通过对比两次实验数据可以得出，不管是国内还是国外，熬夜使得皮肤黄度上升是肯定的。特别是国内人群，皮肤黄度越熬越高。

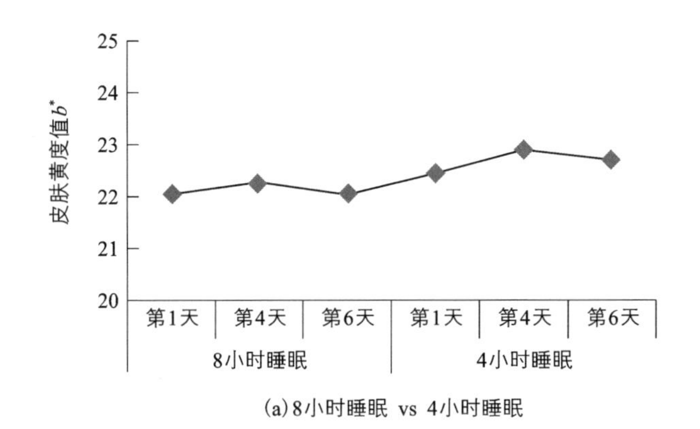

(a) 8小时睡眠 vs 4小时睡眠

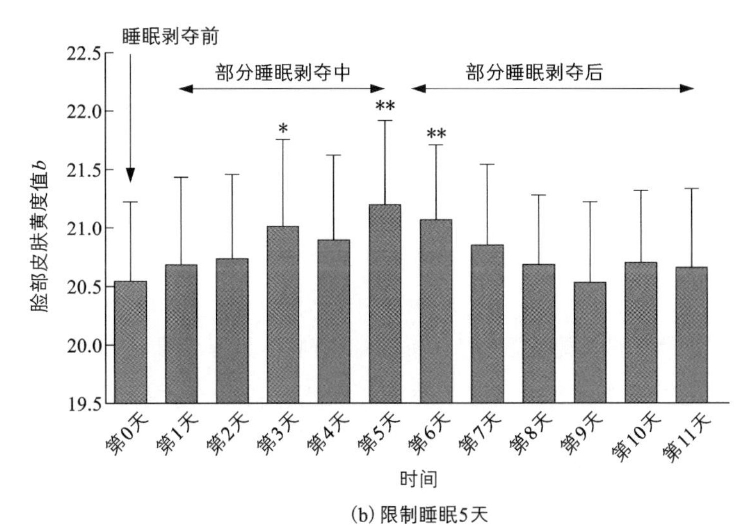

(b) 限制睡眠5天

图 4-53　熬夜后皮肤黄度值的变化

引用：JANG S I, LEE M, HAN J, et al. A study of skin characteristics with long-term sleep restriction in Korean women in their 40 s[J]. Skin Research and Technology, 2020, 26(2): 193-199.

MATSUBARA A, DENG G, GONG L L, et al. Sleep deprivation increases facial skin yellowness[J]. Journal of Clinical Medicine, 2023, 12(2): 615.

另外，黄度的升高不会因为睡眠恢复而立即恢复。通过实验研究发现，熬夜后至少需要3天，皮肤黄度才可能恢复到熬夜前的状态。如果是完全不睡的熬夜，脸发黄的程度不仅更加明显，皮肤恢复的时间也会更长。

总之，熬夜会让皮肤变黑变黄，皮肤出现暗沉。此外睡前使用手机也会使皮肤暗沉加深。

那么，熬夜引发皮肤暗沉的机制是什么呢?

科学家发现，在人的毛囊细胞中存在沉默基因（*BMAL*1 和 *PER*1），即不表达 *BMAL*1 和 *PER*1 基因，能增加毛囊细胞中黑色素的含量。从具体运行机制上来讲，*BMAL*1 敲除降低了 *PER*1 的转录，*PER*1 的沉默会诱导黑色素生成的主调节因子 MITF 的磷酸化，从而刺激黑色素生成和提高黑色素细胞活性。

熬夜还会导致内分泌激素上升（如褪黑激素、ACTH 和皮质醇），内分泌激素通过与细胞表面的受体结合，直接刺激黑色素细胞的 DNA 合成酪氨酸酶，酪氨酸酶会促进黑色素的生成，最终导致皮肤加速变黑。

此外，熬夜有可能引发皮肤炎症，而慢性炎症也会刺激黑色素细胞产生黑色素。

4.7.3 如何选择提亮的产品

从上文了解到，熬夜人群皮肤暗沉主要是由于皮肤节律紊乱、黑色素合成增多，以及熬夜导致皮肤炎症、活性氧自由基增多等，所以针对成因，美白提亮成分通常通过以下几种方式来实现功效。

- 抑制黑色素

抑制黑色素生成：酪氨酸酶（tyrosinase，TYR）是黑色素合成的关键限速酶，在整个酶催化过程中起着决定性的作用。因此抑制黑色素细胞增殖、抑制 TYR 活性可以有效抑制黑色素的生成，从而达到美白效果（图 4-54）。

抑制黑色素转移：正常生理状况下，黑色素颗粒向角质形成细胞转移后会沉积在皮肤表面形成色斑或黝黑表象，因此阻止黑色素颗粒向角质形成细胞转移，可有效美白。

加速角质细胞剥脱：当黑色素已经转移至表皮后，加速老化的角质形成细胞脱落，可以在一定程度上将沉淀于表皮的黑色素代谢掉。

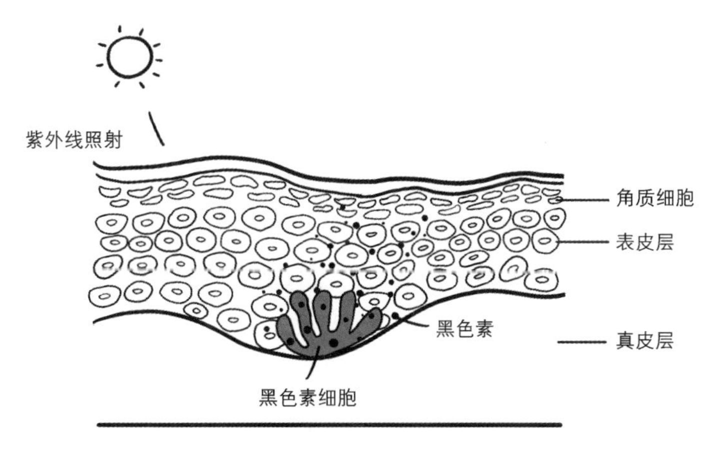

图 4-54　黑色素细胞分泌黑色素

● 抑制炎症

熬夜触发炎症因子的产生，除了给肌肤带来不适感，还带来了暗沉、泛红、反黑、痘印不消、色斑、肤色不均等一系列问题。皮肤屏障受损、皮肤泛红敏感、肌肤暗沉显黑，基本上都和炎症相关，一旦炎症没了，皮肤至少可以白上一个色号。

● 对抗自由基

熬夜导致皮肤炎症的过程中，会产生活跃的自由基。自由基与蛋白质等大分子发生反应，使得大分子变形，产生黄色沉淀，导致皮肤暗沉。因此，对抗自由基也会使皮肤也会变白。

基于上述美白方式，结合资深配方师的经验和行业内的权威榜单，总结出下表(表 4-9)，供大家在选择美白产品时作为参考。

表 4-9　主要美白产品成分

序号	原料名称	国际化妆品原料(INCI)	功效
1	甲氧基水杨酸钾	potassium methoxysalicylate	可抑制黑色素生成，还可改善角质形成细胞的新陈代谢、改善增殖分化失衡和黑色素过度沉积的皮肤状态

续表4-9

序号	原料名称	国际化妆品原料(INCI)	功效
2	九肽-1	nonapeptide-1	九肽-1可阻止酪氨酸酶进一步被激活而产生黑色素
3	羟乙基哌嗪乙烷磺酸	hydroxyethylpiperazine ethane sulfonic acid	可促进皮肤新陈代谢，其性质较温和，不会刺激肌肤
4	抗坏血酸葡糖苷	ascorbyl glucoside	优秀的维生素C衍生物，具有强抗氧化性，可抑制酪氨酸酶的活性
5	密蒙花叶提取物	buddleja officinalis leaf extract	主要针对的是紫外线和红蓝光损伤，能有效抑制紫外线照射下TNF-α的产生，抑制炎症，起到美白的作用
6	烟酰胺	niacinamide	烟酰胺通过抑制黑色素小体从黑色素细胞向周围角质形成细胞的转运，进而有效地减少色素沉着
7	熊果苷	arbutin	熊果苷抑制黑色素细胞的酪氨酸酶活性，阻断了黑色素的生成途径，具有减少黑色素生成的作用
8	光甘草定	glabridin	光甘草定主要通过三种方式抑制黑色素的生成：抑制活性氧生成、抑制酪氨酸酶的活性和抑制炎症
9	苯乙基间苯二酚	phenylethyl resorcinol	抑制酪氨酸酶活性，对黑色素合成过程的氧化反应也有较好的抑制作用
10	谷胱甘肽	glutathione	谷胱甘肽在体内的主要生理功能包括清除自由基、抗氧化、抗衰老，其美白效果也归因于抗氧化作用
11	氨甲环酸	tranexamic acid	又名凝血酸，可降低黑色素细胞中酪氨酸酶活性和黑色素生成，减少黑色素颗粒向角质形成细胞转运，从而达到美白淡斑的效果
12	壬二酸	azelaic acid	别名杜鹃花酸，具有竞争性抑制酪氨酸酶作用，减少黑色素合成
13	白藜芦醇	resveratrol	白藜芦醇可以通过抑制酪氨酸酶的活性，减少黑色素生成，并具有抗氧化作用

续表4-9

序号	原料名称	国际化妆品原料(INCI)	功效
14	乙酰壳糖胺	acetyl glucosamine	乙酰壳糖胺可以抑制酪氨酸酶的糖基化从而抑制酪氨酸酶成熟，减少黑色素的合成
15	肌肽	carnosine	肌肽抑制蛋白质糖基化，同时具有较好的抗氧化作用
16	阿魏酸	ferulic acid	阿魏酸有很强的抗氧化作用，并有抑制酪氨酸酶的作用，可以减少黑色素的生成

注：以上名录来源于资深配方师推荐，不代表市场所有，仅代表“熬夜肌”实验室观点，排序不分先后。

从表中选取了几种针对“熬夜肌”需求的成分，下面将进行更加详细的介绍。

- 狙击黑色素——甲氧基水杨酸钾

4-甲氧基水杨酸钾(4MSK)可抑制酪氨酸酶的活性，具有从根源抑制黑色素形成的功效，并且还可以通过调理肌肤角化过程的不顺畅来改善皮肤的色泽。皮肤如果代谢出现异常，含有黑色素的细胞会像“钉子户”一样不脱落，生皮肤变黑。4MSK 能使受损部位的因子在黑色素排出的过程中发挥作用，让黑色素不再迷失方向，找到离开皮肤的正确途径。

- 改善微循环——九肽-1

九肽-1 是一种仿生肽，它与黑色素细胞上的 MC1-R(黑色素皮质素受体-1)受体有非常好的匹配性，因此可以作为促黑色素细胞激素的对抗剂，阻止酪氨酸酶进一步被激活而产生黑色素。除了作用于黑色素层面，九肽-1 还能够增强皮肤中控制时钟基因的 *JARID*1A 基因的表达、启动细胞内的 *CLOCK* 和 *BMAL*1 时钟基因，上调周期蛋白 *PER* 和 *CRY*，唤醒衰老细胞代谢，激发衰老细胞线粒体活性，提升肌肤微循环。

- 加速新陈代谢——羟乙基哌嗪乙烷磺酸

羟乙基哌嗪乙烷磺酸(LUV)，其功效与 10%果酸相同，可促进皮肤新陈代谢，其性质较温和，不会刺激肌肤。

- 清除自由基——抗坏血酸葡糖苷

抗坏血酸葡糖苷是一种优秀的维生素C衍生物，简称AA2G。AA2G进入皮肤细胞体后，经酶水解转化成维生素C，能够抑制酪氨酸酶的活性，一方面阻断酪氨酸酶产生，显著减少黑色素的形成，另一方面可以还原已生成的黑色素。

- 抵御蓝光损伤——密蒙花提取物

密蒙花提取物是一种天然植物防护剂，主要针对的是紫外线和蓝光损伤，能有效抑制紫外线照射下TNF-α的产生，抑制炎症因子活性，保护皮肤的屏障功能。具体来说，密蒙花提取物可以有效防止蓝光诱发的氧化损伤及DNA损伤，减少因紫外线引起的MMP-1的释放，保护细胞外基质不被降解，可谓是抵御紫外线和蓝光的超级盾牌。

4.7.4　熬夜后肤色提亮护理建议

影响肤色的原因有很多，有关熬夜后导致的皮肤暗沉护理建议，首先当然是恢复正常作息。在4.7.2小节中，我们也提到过熬夜之后导致的肤色暗沉问题，如果能够在熬夜后恢复良好睡眠，是可以在一周内恢复之前的肤色状态的，所以良好的作息是护理皮肤最好的方法。

当然也有些人没办法保持规律的睡眠，那又该怎么做呢?

首先，因为在影响肤色的因素中，黑色素是影响最大的因素，所以防止产生更多的黑色素就能很大程度改变肤色暗沉的问题。因此，如果无法正常作息但又想肤色看起来不那么暗沉，那么防晒是首选。这里的防晒不仅仅是指涂抹防晒霜，物理防晒也很重要。

其次，日常可以使用部分美白提亮功效的护肤品，如果经常作息不规律，那么建议使用温和兼具修复效果的美白产品。具体成分的选择可以依据自己的需求来决定。

最后，饮食中可多摄入富含维生素C、维生素E的食物，因为它们既具有抗氧化作用，又能抑制黑色素产生。

4.8 熬夜与黑眼圈

4.8.1 黑眼圈的产生

我们的眼部皮肤厚度只有0.6~4.0 mm，仅为面部皮肤厚度的1/5~1/3（图4-55）。由于眼部皮下缺乏皮脂腺与汗腺，导致油脂供给相对较少，眼睛周围的细薄皮肤容易干燥。此外，胶原蛋白和弹性纤维在眼部分布有限，而频繁的眨眼动作会持续性地拉伸肌肤，这些特点共同导致眼部皮肤很容易出现黑眼圈、眼袋、鱼尾纹、脂肪粒等问题，其中最常见的就是黑眼圈。

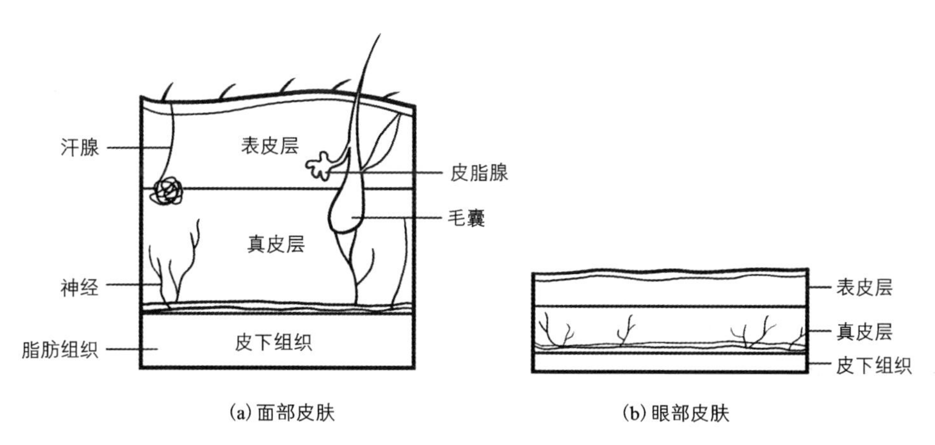

图4-55 面部皮肤与眼部皮肤的对比

黑眼圈，又被戏称为“熊猫眼”，是一种较为普遍的眼部问题。它位于双侧眼眶下区，呈现青黑色或茶黑色。虽然其并非正式的医学用语，但已被广大患者和医生用于描述眼周的灰暗状态。黑眼圈是多种因素共同作用的结果，与衰老、遗传、睡眠不足和压力等密切相关，其中与熬夜联系最为紧密。

● 黑眼圈的类型

根据黑眼圈的颜色和外观特点，可大致分为以下三类。

- 第一类：血管型黑眼圈

这种黑眼圈常见于生活作息不规律的人群。睡眠不足、眼睛疲劳、压力大、贫血、内分泌失调、情绪不稳定等因素，使眼周微血管血液流速缓慢甚至滞留，形成青紫色的黑眼圈（图 4-56）。

血管型黑眼圈，
阴影颜色偏青紫色
去氧血红蛋白增多，
氧合血红蛋白减少

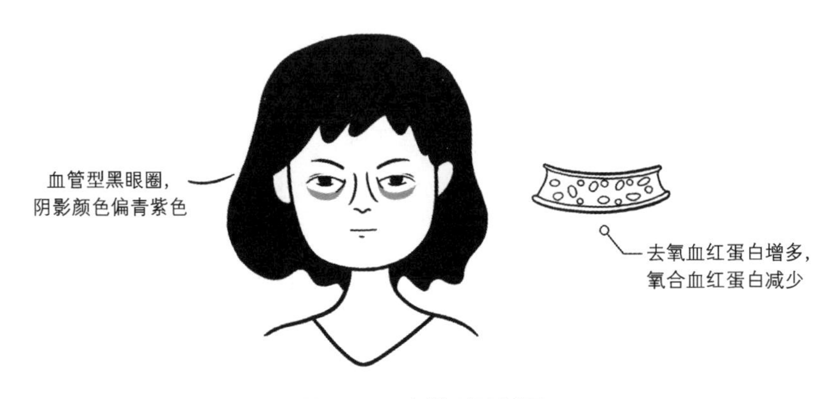

图 4-56　血管型黑眼圈

- 第二类：色素型黑眼圈

这类黑眼圈常由长期日晒或受到类似光源（蓝光）照射、过度干燥、接触性皮炎及外伤等引起，导致真皮层黑色素过度沉积。强烈的紫外线刺激黑色素母细胞，使其产生更多色素并向表层（角质层）移动。由于眼周循环相对弱，色素逐渐积聚，加之下眼睑皮肤薄，色素容易显现，呈黑棕色外观。组织学显示，真皮层存在色素过度沉积，且有炎症反应，日晒和水肿加重了色素型黑眼圈（图 4-57）。

色素型黑眼
圈，阴影颜
色偏黑棕色
多种因素都会
导致黑色素沉积

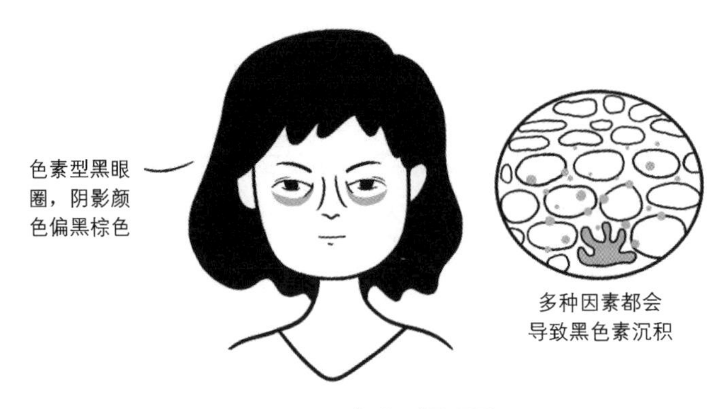

图 4-57　色素型黑眼圈

- **第三类：结构型黑眼圈**

此类黑眼圈是由眼部皮肤老化变薄、弹性下降和胶原蛋白流失等引起的凹陷、眼袋突出、水肿和松弛等现象，在眼窝底部形成青色阴影（图 4-58）。

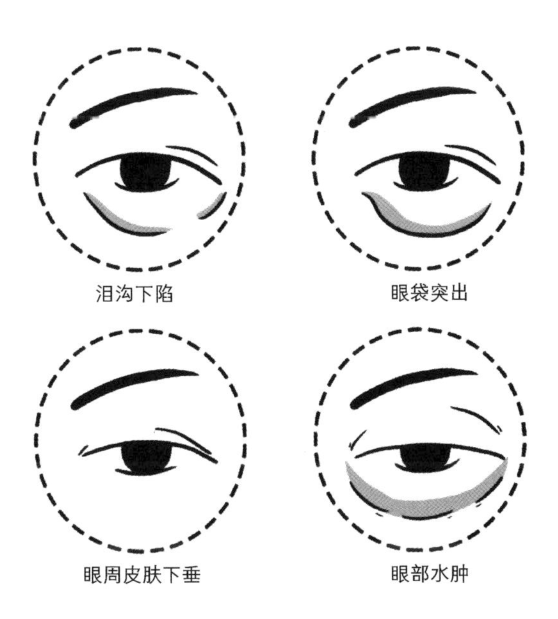

图 4-58　结构型黑眼圈

如何鉴别黑眼圈

（1）血管型黑眼圈。

将一块透明的玻璃放在黑眼圈处，轻轻按压皮肤，如果黑眼圈的颜色明显消退，露出皮肤本色，很可能是血管型黑眼圈。

（2）色素型黑眼圈。

同样使用透明玻璃，在黑眼圈处轻压皮肤，如果黑眼圈的颜色没有明显变化，可能是色素型黑眼圈。

（3）结构型黑眼圈。

在稳定的光源下，将眼周皮肤向外眼角的方向提拉，观察黑眼圈的变化，如果提拉后黑眼圈有明显改善，那可能是结构型黑眼圈。

4.8.2 熬夜对黑眼圈的影响

黑眼圈实际上指的是眼部特别是眼下皮肤颜色的变化。我们可以通过检测 L 值(明暗度)、a 值(红度)、b 值(黄度)这几个指标来量化这种变化。

一项针对年龄在40岁以上的32位韩国女性的部分睡眠剥夺实验(连续6天只睡4小时)发现(图4-59),这三个指标虽然都有一定的变化,但只有 L 值出现了显著下降。这表明熬夜确实会导致眼部皮肤变暗。

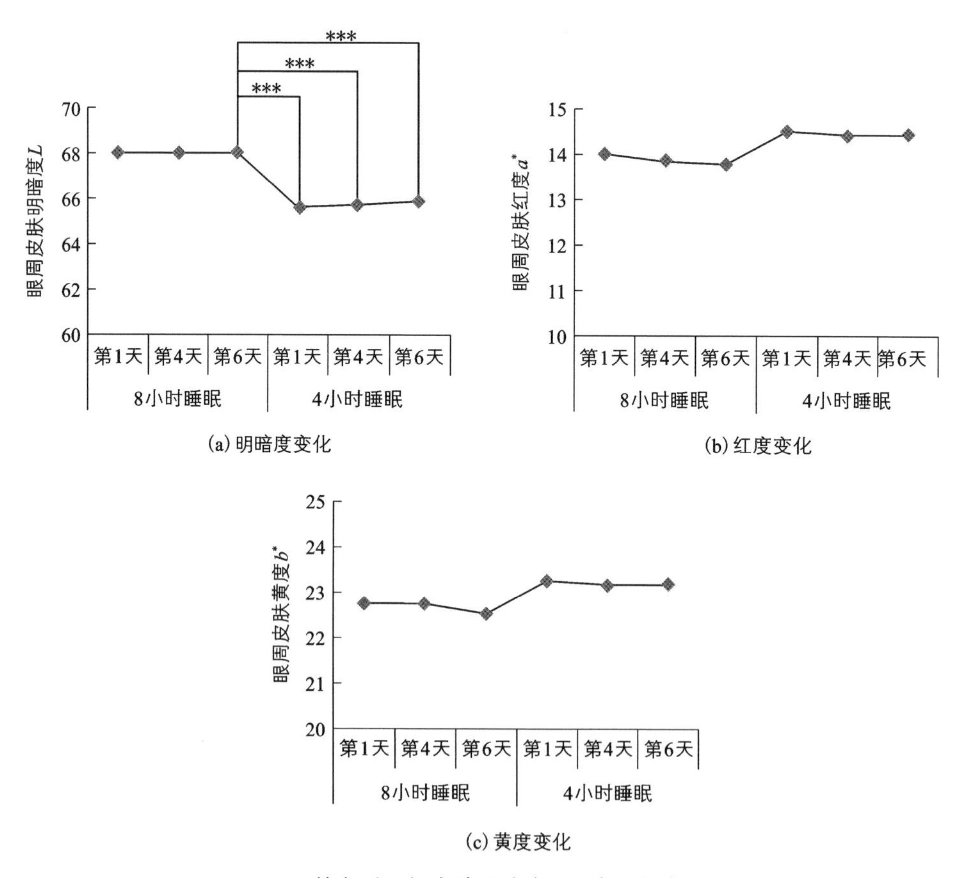

图4-59 熬夜对眼部皮肤明暗度、红度和黄度的影响

引用:JANG S I, LEE M, HAN J, et al. A study of skin characteristics with long-term sleep restriction in Korean women in their 40 s[J]. Skin Research and Technology, 2020, 26(2): 193-199.

而在另一项实验中(图4-60)，研究对象为年龄在25~35岁的24位相对较年轻的韩国女性，进行了完全睡眠剥夺实验(保持一夜完全不睡)。结果显示，熬夜并没有对眼下皮肤明暗(L值)带来显著变化，只有与红度(a值)相关的血流量值出现了明显下降。

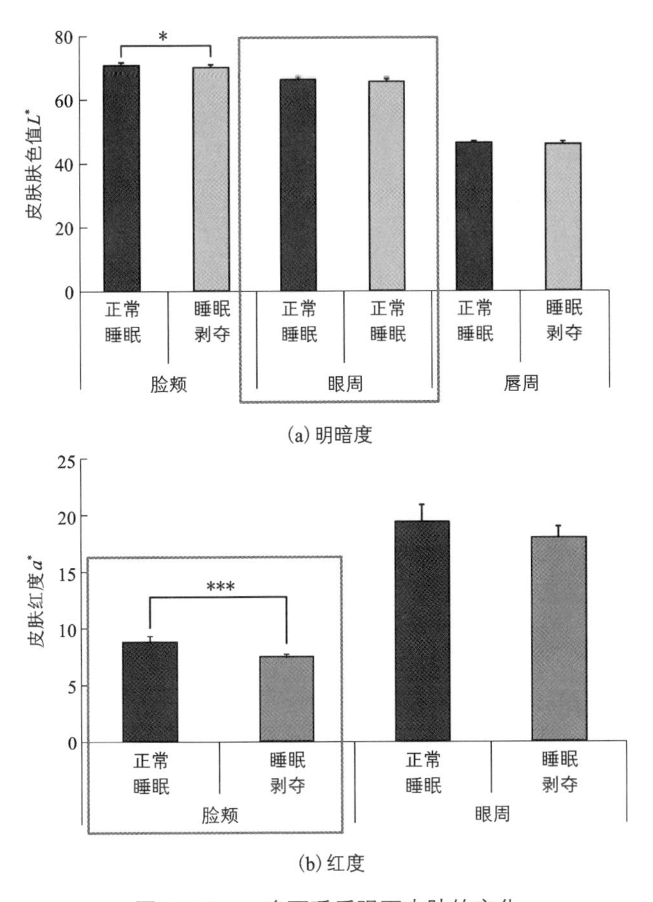

(a) 明暗度

(b) 红度

图4-60 一晚不睡后眼下皮肤的变化

引用：KIM M A, KIM E J, KANG B Y, et al. The Effects of sleep deprivation on the biophysical properties of facial skin[J]. Journal of Cosmetics, Dermatological Sciences and Applications, 2017, 7(1): 34-47.

综合以上两种实验的结果，可以得出结论：熬夜对眼下皮肤的代谢和色素沉积确实产生了影响，可能是熬夜导致节律基因紊乱和内分泌失调，从而促进黑色素的生成。

4.8.3　如何选择改善黑眼圈的产品

市面上有关改善黑眼圈的护肤成分，其功效可大致分为以下几点。

● 改善血液循环

通过一些活性成分，可以减少毛细血管的渗透性，并加强其抵抗力，从而改善眼周的血液循环，有效解决黑眼圈问题。

● 减少黑色素的生成

黑眼圈的出现与眼周色素沉积有关，即眼眶周围有过多的黑色素沉积。可以采用抑制黑色素细胞增殖、防止黑色素生成及转移、促进黑色素代谢剥脱和调控生成黑色素等方式来减少黑色素的沉积，达到提亮肤色的效果。

● 补充皮肤结构蛋白

针对特定类型的黑眼圈，可以增厚基底膜，补充层黏连蛋白-5(一种基底膜中的非胶原性结构蛋白)、胶原、氨基葡聚糖及皮下脂肪来加强皮肤结构蛋白，改善黑眼圈。

基于黑眼圈的形成原因，总结出了对抗黑眼圈的相关成分表，以供大家参考，见表 4-10。

表 4-10　对抗黑眼圈的有效成分

序号	标准成分名称	国际化妆品原料(INCI)	功效
1	咖啡因	caffeine	一种中枢神经兴奋剂，具有血管收缩特性。它能刺激眼睛周围的血液循环，并加速眼睛周围毛细血管中的血液流动，这会使眼睛周围的皮肤看起来清新有活力
2	七叶皂苷	escin	是一种常用来加速眼周血管循环，消除水肿的热门成分
3	葡糖基橙皮苷	glucosyl hesperidin	促进血液循环和皮肤新陈代谢。葡糖基橙皮苷与橙皮苷甲基查尔酮等橙皮苷类成分也具有相似功效

续表4-10

序号	标准成分名称	国际化妆品原料(INCI)	功效
4	乙酰基四肽-5	acetyl tetrapeptide-5	已被证明可通过改善眼部血管微循环来减少浮肿和肿胀，从而使其对液体的渗透性降低。具有抑制胶原蛋白糖基化的作用
5	谷胱甘肽	glutathione	抑制酪氨酸酶的活性，干预黑色素的合成
6	抗坏血酸（维生素 C）	ascorbic acid	可以帮助抗氧化，减少黑色素生成，预防和减轻色素型黑眼圈
7	甲氧基水杨酸钾	potassium methoxysalicylate	不仅具有其他美白成分所具有的抑制黑色素生成的作用，还兼具调节角质形成细胞增殖分化失衡的作用，进而促进皮肤沉积过剩的黑色素顺畅释放，改善皮肤暗沉的状况
8	棕榈酰三肽-8	palmitoyl tripeptide-8	可以减少暴露于紫外线引起的刺激，以及由内部或机械应力引起的免疫反应
9	阿魏酸	ferulic acid	对 290~350 nm 的紫外线有强吸收功能，由于阿魏酸结构与酪氨酸相似，故阿魏酸可以通过酪氨酸的竞争抑制黑色素的形成
10	二棕榈酰羟脯氨酸	dipalmitoyl hydroxyproline	一种速效的抗衰老活性成分，可与任何用于对抗皮肤衰老、皱纹、皮肤松弛或氧自由基损害的产品配合使用
11	海茴香愈伤组织培养物滤液	crithmum maritimum callus culture filtrate	富含多种脂质、酚类化合物、糖类和多羟基物质，具有调节色素沉积、保湿、强化抗氧化保护、调节角质生成、刺激皮肤愈合的功效
12	穿心莲叶提取物	andrographis paniculata leaf extract	通过恢复疲惫的皮肤细胞中年轻活跃的时钟基因表达谱，并通过作用于与关键细胞途径有关的昼夜节律调节器来调节皮肤节律。还能刺激连接皮肤和大脑的关键信号通路，可促进催产素、内源性大麻素及内啡肽信号通路，使皮肤免受熬夜、压力的影响

注：以上名录来源于资深配方师推荐，不代表市场所有，仅代表“熬夜肌”实验室观点，排序不分先后。

从黑眼圈形成的三大原因出发，从表中选取了三种成分详细介绍其功效。

- 促循环——咖啡因

咖啡因是一种中枢神经兴奋剂，具有血管收缩特性。它能刺激眼睛周围的血液循环，并加速眼睛周围毛细血管中的血液流动。这样一来，眼睛周围的皮肤看起来更加清新有活力。咖啡因还具有抗氧化的特性，可以有效保护皮肤免受自由基的伤害，防止黑眼圈进一步加深。

- 天然抗氧剂——谷胱甘肽

谷胱甘肽是由半胱氨酸、甘氨酸和谷氨酸组成的三肽，主要以还原（GSH）和氧化（GSSG）状态存在。在我们体内，大部分是还原状态，即GSH。谷胱甘肽通过抑制酪氨酸酶的活性，从而减少黑色素的合成，有助于改善色素型黑眼圈。此外，GSH还能有效保护细胞免受氧化损伤和远离异生亲电试剂的毒性，维持皮肤的氧化还原稳态。

- Synchrolife™（迷迭香叶提取物+棕榈酰四肽-7+白杨素）

褪黑素（melatonine，MT）是脑松果体分泌的内源性激素，具有强大的抗氧化性，可减轻皮肤色素的深度。褪黑素的表达受到节律蛋白（PERIOD 2）的调控，而节律蛋白的表达又受到感光受体（OPSIN）的影响。Synchrolife™ 通过平衡视蛋白、节律蛋白和褪黑素的生物钟机制，维持生理节律的平衡。在夜间蓝光的压力下，它能重新平衡关键因子的产生量，从而减轻细纹、斑点和黑眼圈。在人体测试中，低浓度的Synchrolife™ 就能显著改善这些问题。

4.8.4 黑眼圈护理建议

由于黑眼圈的成因多种多样，规律饮食、改善睡眠、正确按摩眼周、促进局部血液循环等对黑眼圈均有不同程度的改善作用。首先，早睡并保持充分休息是最关键的，建议有黑眼圈的人群在23：00前睡觉，从而减少熬夜带来的伤害。其次，适当按摩或热敷眼周区域（图4-61），这两种方法可以直接促进眼周的血液循环。最后，适度的日常运动有助于加强身体的血液循环。此外，饮用促进血液循环的“汤水”也能在一定程度上促进眼周的血液循环。

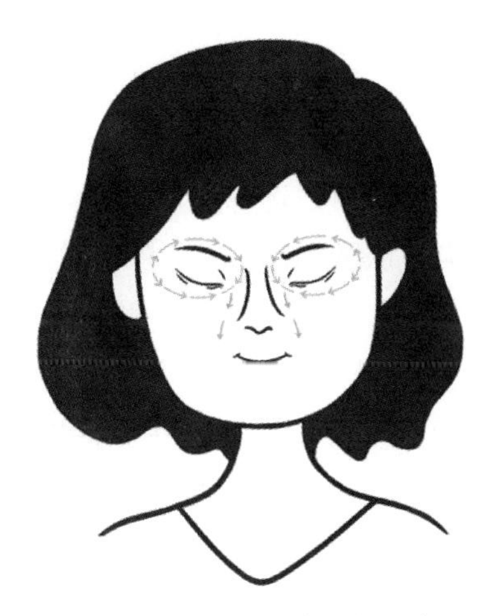

图 4-61　眼周按摩路径示意

4.9　小结

皮肤作为整体，不同层级的细胞间密切合作，协调运作，形成了保护人体的第一道防线，使机体能够在复杂多变的环境中正常进行生命活动。

作为人体最大的器官，皮肤受到生物节律的调控，昼夜节律机制对许多皮肤生理过程产生影响，包括免疫、细胞增殖、代谢和 DNA 损伤、修复等多个生理活动。

然而，熬夜的不良习惯会导致皮肤节律紊乱，进而通过内分泌和基因调控产生各类常见的“熬夜肌”问题，如干燥、过度出油、敏感、暗沉、痤疮、衰老和黑眼圈等。

● 【熬夜与干燥】

熬夜常常让皮肤变得干燥，这是因为熬夜会导致水通道蛋白 3(AQP3) 表达减弱，阻碍表皮层水分吸收和转运，进而导致角质层缺水、皮肤蒸发过多。为了应对这个问题，我们可以在日常护理中使用加入透明质酸、泛醇和绿豆发酵液等成分的护肤品，提高皮肤保水能力，增加角质层水分，有效防止水分蒸发。

●【熬夜与出油】

熬夜也容易引发皮肤过度出油，原因之一是皮脂腺活性升高，导致分泌过量的油脂。在日常护理中，我们可以选择添加壬二酸、PCA 锌和山布枯叶提取物等成分的护肤品，以控制皮肤的油脂分泌，保持肌肤清爽。

●【熬夜与痤疮】

熬夜容易引发痤疮的原因主要包括皮脂分泌增多、微生物过度繁殖及炎症反应。因此，针对痤疮问题，我们可以选择使用含有 PCA 锌、桃柁酚、甘草酸二钾等成分的护肤品，抑制皮脂分泌、微生物滋生和炎症反应，从而有效减少痤疮的发生。

●【熬夜与敏感】

长期熬夜会损害皮肤屏障，增加炎症因子 IL-1β、TNF-α、IL-6 的表达，使皮肤更敏感。在日常护理中，我们可以选择含有卡瓦胡椒提取物、泛醇、红没药醇、脂质神经酰胺等成分的护肤品，修护皮肤屏障，缓解敏感问题。

●【熬夜与衰老】

熬夜还会加速皮肤衰老，增加细胞内自由基和炎症反应，导致 DNA 损伤、胶原蛋白降解，从而引发皮肤松弛和皱纹。为了对抗这个问题，我们可以选择添加 β-烟酰胺单核苷酸、小分子胶原蛋白、多肽等成分的护肤品，促进胶原蛋白生成，提高细胞活性，减少皮肤衰老的迹象。

●【熬夜与暗沉】

熬夜导致的皮肤暗沉有多种因素，包括刺激黑色素细胞的 DNA 合成酪氨酸酶、引发皮肤炎症和自由基产生，以及生成晚期糖基化终末产物（AGEs）使皮肤发黄等。在护理过程中，我们可以选择含有抗氧化和抗糖化（如抗坏血酸葡糖苷、密蒙花提取物）等，同时含有消炎和美白成分的护肤品，有效改善皮肤暗沉问题。

● 【熬夜与黑眼圈】

熬夜也容易导致黑眼圈，因为它会刺激皮肤黑色素细胞的活性，并影响眼周的血液循环。为了对抗黑眼圈，在日常护理中大家可以选择含有咖啡因、维生素 K 等成分的护肤品，改善眼周血液循环；选择添加抑制黑色素产生成分如抗坏血酸(维生素 C)、谷胱甘肽和阿魏酸等的护扶品，可有效减少黑眼圈的出现。

Tips：为什么用了对应成分的产品依旧还是没有解决“熬夜肌”问题

究其根本，“熬夜肌”问题的产生是因为熬夜扰乱了皮肤细胞生物钟及内稳态系统，从而出现一系列的皮肤问题。

因此除了针对“熬夜肌”产生的(如干燥、暗沉、炎症、冒痘等)诸多我们能感知的表观问题外，深层次的节律修复也是我们需要考虑的一个方面。针对熬夜破坏皮肤节律的本质出发，修正紊乱的皮肤节律，从分子和细胞层面调理身体，才能达到治标又治本的目的。

目前市面上的节律修正原料主要集中在调节皮肤昼夜节律，以达到细胞修护的效果，比较热门的几种原料成分如下。

Clock-f

Clock-f 由谷氨酰胺基乙基咪唑、腺苷和酵母糖蛋白组成，它能模仿阳光照射激活昼夜节律基因，促进节律基因的表达，调配皮肤细胞生理活性和环境约束之间的合理状态，主要从提高细胞防御力、优化细胞更新力及改善皮肤微循环等多维度帮助肌肤细胞抵抗衰老。其功能为：

(1)调节节律基因促进 *CLOCK*、*BMAL*1、*PER* 基因的表达。

(2)抑制 UV 照射导致的 DNA 损伤。

(3)促进表皮细胞修复，提高表皮细胞的迁移能力。

(4)提高线粒体能量，加快角质细胞的更新速率。

穿心莲叶提取物

穿心莲叶提取物能够恢复疲惫的皮肤细胞中节律基因的表达，并通过作用于与关键细胞途径有关的昼夜节律调节器来调节皮肤节律。同时，这种提取物还能刺激皮肤和大脑之间的连接，促进产生一系列令人放松的激素，比如催产素、内源性大麻素及内啡肽，防止皮肤受到熬夜、压力的侵害。

头状胡枝子叶/茎提取物

头状胡枝子具有极强的昼夜节律性，叶子白天张开，夜间闭合，主要活性成分之一的刺苞菊甙可以促进细胞排毒，即Nrf2。另一个主要活性成分异夏佛塔苷可以调节生物钟基因的表达。头状胡枝子叶/茎提取物能够保护皮肤节律，改善肤色并减少因生活压力而导致的皮肤疲劳迹象，并且具有抗蓝光的作用。

三肽-32

三肽-32是一种用于激活昼夜节律基因的活性物质。研究表明，该成分可通过激活角质形成细胞中的*CLOCK*、*PER*1基因和相关蛋白的合成，增强细胞的活力，阻止紫外线等环境因素对细胞造成的伤害，并促进修复DNA损伤。

乌药根提取物

一种从乌药根中提取的寡糖类物质，具有类似光疗的效果，能刺激皮肤的新陈代谢，同时促进基底层的成纤维细胞分泌胶原蛋白及弹性蛋白，从而达到减少皱纹的目的。这个成分对节律基因的影响主要是让*CLOCK*基因正常表达。

水解酵母蛋白

水解酵母蛋白是酵母蛋白的新萃取物。功效试验证明，其在皮肤护理中可以影响皮肤中和昼夜节律有关的基因，优化*CLOCK*、*PER*1和*BMAL*1基因的表达，并促进胶原蛋白Ⅲ的合成、DNA的自我修复等。总的来说，水解酵母蛋白主要是通过维持肌肤“同步”机体的内在时钟，帮助其提高自身防护力，从而抵御损伤，促进皮肤新生。

第 5 章 | 结 语 Summary

结 语

“夜太美，尽管再危险，总有人黑着眼眶熬着夜。”

这句歌词已经成了当代熬夜人的真实写照。据统计，超过 3 亿中国人有熬过夜，随着熬夜人数增多，“熬夜肌”引发的皮肤问题也日益增加。调查显示，73%以上的熬夜者认为熬夜会导致皮肤暗沉、出油爆痘等肌肤问题。

熬夜造成皮肤损伤的原因有多种，其中皮肤生物钟的破坏是导致“熬夜肌”的一个重要因素。

生物钟是自然选择的结果，体内不同的节律基因会周期性地表达，以适应环境的变化。通过转录组学的研究，发现在哺乳动物细胞中约有 10%的基因会呈现昼夜振荡表达的模式，其中包括皮肤。因此，我们可以理解昼夜节律被打乱后，生物的正常代谢也随之出现问题，从而影响到皮肤状态。

这种生物钟紊乱会从大脑经过神经和内分泌调节影响到皮肤。皮肤中的节律基因接收这些信号后打乱了原有的表达规律，影响了细胞的正常代谢。加上内分泌激素的失调，最终导致皮肤屏障受损、暗沉、出油闷痘、脆弱敏感、衰老等一系列的“熬夜肌”问题。从生物节律和皮肤的本质来看，节律基因更多的是引起细胞层面的问题，如细胞 DNA 损伤、自由基和炎症因子产生增多，最终导致“熬夜肌”的表观问题。

然而，与日益增长的熬夜人数相比，“熬夜肌”护理这一细分领域几乎处于空白状态。在国内乃至全球范围内，关于“熬夜肌”的护理，并没有针对性的解决方案。因此，我们归纳、总结了导致“熬夜肌”的七大常见问题，并针对性地分享解决方案，旨在为“熬夜肌”人群提供更科学的护理方案，为“熬夜肌”人群带来更优质的服务。

当前，生物节律与“熬夜肌”的研究仍面临大量挑战。尽管我们在分子层面对生物钟调节的机制有了一定认识，但在细胞层面和神经环路层面揭示昼夜节律仍存在诸多谜团。同时，已发现的参与生物钟的基因，其机制尚不完全清晰。比如，尽管*PER*蛋白质在研究中最为广泛，时间跨度最长，但其如何调节基因转录仍没有明确答案。此外，生物钟基因在皮肤中的表达通路和意义尚未完全阐明，如*BMAL*1或*PER*1在人毛囊中增加黑色素含量的具体作用机制仍需研究。

因此，我们将进一步深入了解熬夜人群的肌肤状况，探索熬夜与皮肤之间的联系，系统整理熬夜对肌肤可能造成的问题，同时建立起从细胞分子层面到皮肤外观的完整研究路径。这将为解决熬夜肌肤问题提供全新的思路和重要的理论基础，为熬夜肌肤护理提供新的方向。我们还将在“熬夜肌”护理和化妆品研发领域进行深入市场分析，同时致力于对消费者进行相关科普，为熬夜人群的皮肤健康和护理贡献我们的专业力量。

参考文献

[1] 杜克斯，李泽巧，张宝江，等. 面部皮肤衰老的外观变化及形成因素[J]. 日用化学工业，2022，52(2)：199-206.

[2] 周婷，李燕，何黎. 皮肤美白机制的研究进展[J]. 皮肤病与性病，2017，39(3)：168-172.

[3] 陈小娥，朱文元. 皮肤的保湿机制研究进展[J]. 现代医药卫生，2011，27(18)：2802-2804.

[4] 梅华倩，吴震生，王领，等. 6种植物提取物组合后的控油抗炎功效研究[J]. 山东化工，2022，51(5)：66-68.

[5] 鞠强，夏隆庆. 皮脂腺与痤疮[J]. 中国医学科学院学报，2007，29(2)：272-274.

[6] 鞠强，沈丹蓓，夏隆庆. 人皮脂腺细胞与雄激素关系的研究进展[J]. 国外医学(皮肤性病学分册)，2002，28(6)：372-374.

[7] 吴巧云，郑敏. 皮脂腺功能及调控的研究进展[J]. 医学综述，2006，12(20)：1217-1219.

[8] 王一帆，赖家珍，龙晓英，等. 中药美白机制及功效评价进展[J]. 广东药学院学报，2014(4)：525-529.

[9] 王银娟，顾华，郭美华，等. 黄褐斑患者皮损及血液中 Toll 样受体 2 和 4 的表达[J]. 中华皮肤科杂志，2015，48(2)：100-103.

[10] 岳学状，朱文元. 皮肤的颜色及其测量[J]. 临床皮肤科杂志，2003，32(9)：554-556.

[11] 刘婷. 熬夜人群皮肤生理特性与皮肤微生态的相关研究[D]. 上海：上海应用技术大学，2020.

[12] 吴艳. 油性皮肤和皮脂腺分泌的调控[J]. 临床皮肤科杂志，2004，33(12)：769-771.

[13] 来吉祥，何聪芬，董银卯. 皮肤衰老机理和抗衰老化妆品的研究进展[C]// 第十一届全国日用化工学术研讨会. 北京日化协会，2008.

[14] 张春华，张崇志，金鹿，等. 生物钟生理功能及影响因素的研究进展[J]. 畜牧与饲料科学，2021，42(4)：67-73.

[15] 郭灵灵. 光侵扰对人体节律相移的影响因素及实验研究[D]. 大连：大连理工大学，2022.

[16]《心肺血管病杂志》编辑部. 中国心血管健康与疾病报告 2019[J]. 心肺血管病杂志，2020，39(9)：1145-1156.

[17] 俞强. 生物钟：基因表达的振荡器[J]. 中国科学：生命科学，2018，48(3)：343-346.

[18] 吴超，杨盛力，赵志辉. 生物钟基因 NPAS2 的研究进展[J]. 山东医药，2013，53(31)：91-94.

[19] 胡晓峰，薛红，宋开源. 生物钟基因的一些非生物钟效应研究进展[J]. 成都医学院学报，2012，7(1)：154-158.

[20] 王钧左，陈励，张斌，等. 时钟基因 Bmal1 在昼夜节律行为调节中的研究进展[J]. 军事医学，2019，43(4)：301-304.

[21] 高倩，曹济民. 钟基因 clock 功能的研究进展[J]. 生理科学进展，2016，47(1)：77-80.

[22] 冰寒. 听肌肤的话-2-问题肌肤护理全书[M]. 青岛：青岛出版社，2019.

[23] 冰寒. 素颜女神：听肌肤的话[M]. 青岛：青岛出版社，2016.

[24] DRAELOS Z D. 药妆品[M]. 许德田，译. 北京：人民卫生出版社，2018.

[25] 彭冠杰，郭清泉. 美白化妆品科学与技术[M]. 北京：中国轻工业出版社，2019.

[26] SARKAR R, RANJAN R, GARG S, et al. Periorbital hyperpigmentation: a comprehensive review[J]. The Journal of Clinical and Aesthetic Dermatology, 2016, 9(1): 49-55.

[27] AHMADRAJI F, SHATALEBI M A. Evaluation of the clinical efficacy and safety of an eye counter pad containing caffeine and vitamin K in emulsified Emu oil base[J]. Advanced Biomedical Research, 2015, 4: 10.

[28] GALLELLI L. Escin: a review of its anti-edematous, anti-inflammatory, and venotonic properties[J]. Drug Design, Development and Therapy, 2019, 13: 3425-3437.

[29] WATANABE F, HASHIZUME E, CHAN G P, et al. Skin-whitening and skin-condition-improving effects of topical oxidized glutathione: a double-blind and placebo-controlled clinical trial in healthy women[J]. Clinical, Cosmetic and Investigational Dermatology, 2014, 7: 267-274.

[30] ZHANG F D, LI Y B, ZHANG L M, et al. Synergistic protective effects of escin and

low-dose glucocorticoids on blood-retinal barrier breakdown in a rat model of retinal ischemia[J]. Molecular Medicine Reports, 2013, 7(5): 1511-1515.

[31] LUBOV J E, CVAMMEN W, KEMP M G. The impact of the circadian clock on skin physiology and cancer development[J]. International Journal of Molecular Sciences, 2021, 22(11): 6112.

[32] UKAI H, UEDA H R. Systems biology of mammalian circadian clocks[J]. Annual Review of Physiology, 2010, 72: 579-603.

[33] WALOCKO F M, EBER A E, KERI J E, et al. The role of nicotinamide in acne treatment [J]. Dermatologic Therapy, 2017, 30(5).

[34] BISSETT D L, MIYAMOTO K, SUN P, et al. Topical niacinamide reduces yellowing, wrinkling, red blotchiness, and hyperpigmented spots in aging facial skin[J]. International Journal of Cosmetic Science, 2004, 26(5): 231-238.

[35] LEE D J, LEE J, HA J, et al. Defective barrier function in melasma skin[J]. Journal of the European Academy Dermatol Venereol, 2012, 26(12): 1533-1537.

[36] TORRES-ÁLVAREZ B, MESA-GARZA I G, CASTANEDO-CÁZARES J P, et al. Histochemical and immunohistochemical study in melasma: evidence of damage in the basal membrane[J]. The American Journal of Dermatopathology, 2011, 33(3): 291-295.

[37] REGAZZETTI C, DE DONATIS G M, GHORBEL H H, et al. Endothelial cells promote pigmentation through endothelin receptor B activation [J]. Journal of Investigative Dermatology, 2015, 135(12): 3096-3104.

[38] JANG S I, LEE M, HAN J, et al. A study of skin characteristics with long-term sleep restriction in Korean women in their 40 s[J]. Skin Research and Technology, 2020, 26(2): 193-199.

[39] LÉGER D, GAURIAU C, ETZI C, et al. "You look sleepy…" The impact of sleep restriction on skin parameters and facial appearance of 24 women[J]. Sleep Medicine, 2022, 89: 97-103.

[40] SHAO L, JIANG S J, LI Y, et al. Regular late bedtime significantly affects the skin physiological characteristics and skin bacterial microbiome[J]. Clinical, Cosmetic and Investigational Dermatology, 2022, 15: 1051-1063.

[41] PIÉRARD-FRANCHIMONT C, PIÉRARD G E, KLIGMAN A. Seasonal modulation of sebum excretion[J]. Dermatology, 1990, 181(1): 21-22.

[42] ZHAO C S, WANG X, MAO Y Q, et al. Variation of biophysical parameters of the skin

with age, gender, and lifestyles[J]. Journal of Cosmetic Dermatology, 2020, 20: 249-255.

[43] DRAELOS Z D, MATSUBARA A, SMILES K. The effect of 2% niacinamide on facial sebum production[J]. Journal of Cosmetic and Laser Therapy, 2006, 8(2): 96-101.

[44] CHAO S, ZHAO M M, XIN WANG M D, et al. Variation of bilphysical parameters of the skin with age, gender, and lifestyles[J]. Comsmetic Dermatology, 2020(4): 1-7.

[45] SILVEIRA E J D, NASCIMENTO FILHO C H V, YUJRA V Q, et al. BMAL1 modulates epidermal healing in a process involving the antioxidative defense mechanism [J]. International Journal of Molecular Sciences, 2020, 21(3): 901.

[46] QIN Bing, DENG Yunlong. Overexpression of circadian clock protein cryptochrome (CRY) 1 alleviates sleep deprivation-induced vascular inflammation in a mouse model [J]. Immunology Letters, 2015, 163(1): 76-83.

[47] KANG T H, SANCAR A. Circadian regulation of DNA excision repair: implications for chrono-chemotherapy[J]. Cell Cycle, 2009, 8(11): 1665-1667.

[48] KIM M A, KIM E J, KANG B Y, et al. The effects of sleep deprivation on the biophysical properties of facial skin [J]. Journal of Cosmetics, Dermatological Sciences and Applications, 2017, 7(1): 34-47.

[49] JANG S I, JUNG Y, LEE M, et al. Evaluation of changes in skin characteristics due to the poor quality of sleep caused by smartphone usage[J]. Journal of Cosmetic Dermatology, 2021, 21(4): 1656-1665.

[50] MATSUBARA A, DENG G, GONG L L, et al. Sleep deprivation increases facial skin yellowness[J]. Journal of Clinical Medicine, 2023, 12(2): 615.

[51] LYONS A B, MOY L, MOY R, et al. Circadian rhythm and the skin: a review of the literature[J]. The Journal of Clinical and Aesthetic Dermatology, 2019, 12(9): 42-45.

[52] GUPTA S, HALDAR C, SINGH S. Daily variations in plasma melatonin and melatonin receptor (MT1), PER1 and CRY1 expression in suprachiasmatic nuclei of tropical squirrel, Funambulus pennanti[J]. Journal of Comparative Physiology A, 2013, 199(9): 763-773.

[53] SLOMINSKI A T, HARDELAND R, REITER R J. When the circadian clock meets the melanin pigmentary system[J]. Journal of Investigative Dermatology, 2015, 135(4): 943-945.

[54] CLARK G T, YU Y L, URBAN C A, et al. Circadian control of heparan sulfate levels times phagocytosis of amyloid beta aggregates[J]. PLoS Genetics, 2022, 18(2): e1009994.

[55] FULTZ N E, BONMASSAR G, SETSOMPOP K, et al. Coupled electrophysiological, hemodynamic, and cerebrospinal fluid oscillations in human sleep[J]. Science, 2019, 366(6465): 628-631.

[56] SUNDELIN T, LEKANDER M, SORJONEN K, et al. Negative effects of restricted sleep on facial appearance and social appeal[J]. Royal Society Open Science, 2017, 4(5): 160918.

[57] CHU C Y, HOLST S C, ELMENHORST E M, et al. Total sleep deprivation increases brain age prediction reversibly in multisite samples of young healthy adults[J]. The Journal of Neuroscience: the Official Journal of the Society for Neuroscience, 2023, 43(12): 2168-2177.

[58] HEPLER C, WEIDEMANN B J, WALDECK N J, et al. Time-restricted feeding mitigates obesity through adipocyte thermogenesis[J]. Science, 2022, 378(6617): 276-284.

[59] SINNER M P, MASURAT F, EWBANK J J, et al. Innate immunity promotes sleep through epidermal antimicrobial peptides[J]. Current Biology, 2021, 31(3): 564-577. e12.

[60] WAHL S, ENGELHARDT M, SCHAUPP P, et al. The inner clock—Blue light sets the human rhythm[J]. Journal of Biophotonics, 2019, 12(12): e201900102.

[61] ZHENG L H, HAN X, YAO S, et al. The CD8α-PILRα interaction maintains $CD8^+$ T cell quiescence[J]. Science, 2022, 376(6596): 996-1001.

[62] SUN Y, WANG P L, LI H Y, et al. BMAL1 and CLOCK proteins in regulating UVB-induced apoptosis and DNA damage responses in human keratinocytes[J]. Journal of Cellular Physiology, 2018, 233(12): 9563-9574.

[63] JANICH P, PASCUAL G, MERLOS-SUÁREZ A, et al. The circadian molecular clock creates epidermal stem cell heterogeneity[J]. Nature, 2011, 480(7376): 209-214.

[64] GEYFMAN M, KUMAR V, LIU Q, et al. Brain and muscle Arnt-like protein-1 (BMAL1) controls circadian cell proliferation and susceptibility to UVB-induced DNA damage in the epidermis[J]. Proceedings of the National Academy of Sciences of the United States of America, 2012, 109(29): 11758-11763.

[65] GAUCHER J, MONTELLIER E, SASSONE-CORSI P. Molecular cogs: interplay between circadian clock and cell cycle[J]. Trends in Cell Biology, 2018, 28(5): 368-379.

[66] LANDZBERG D, TROTTI L M. Is idiopathic hypersomnia a circadian rhythm disorder? [J]. Current Sleep Medicine Reports, 2019, 5(4): 201-206.

[67] HIRSHKOWITZ M, WHITON K, ALBERT S M, et al. National sleep foundation's sleep

time duration recommendations: methodology and results summary[J]. Sleep Health, 2015, 1(1): 40-43.

[68] LEE S. Naturally occurring consecutive sleep loss and day-to-day trajectories of affective and physical well-being[J]. Annols of Behavioral Medicine, 2022, 56(4): 393-404.

[69] TAYLOR B J, MATTHEWS K A, HASLER B P, et al. Bedtime variability and metabolic health in midlife women: the SWAN sleep study[J]. Sleep, 2016, 39(2): 457-465.

[70] YANG Q H, DURMER J L, WHEATON A G, et al. Sleep duration and excess heart age among US adults[J]. Sleep Health, 2018, 4(5): 448-455.

[71] FAUST L, FELDMAN K, MATTINGLY S M, et al. Deviations from normal bedtimes are associated with short-term increases in resting heart rate[J]. NPJ Digital Medicine, 2020, 3(1): 39.

[72] MCALPINE C S, KISS M G, RATTIK S, et al. Sleep modulates haematopoiesis and protects against atherosclerosis[J]. Nature, 2019, 566(7744): 383-387.

[73] LÜSCHER T F. Novel cardiovascular risk factors: air pollution, air temperature, pain, and sleep duration[J]. European Heart Journal, 2019, 40(20): 1577-1580.

[74] ALLADA R, BASS J. Circadian mechanisms in medicine[J]. The New England Journal of Medicine, 2021, 384(6): 550-561.

[75] STANGHERLIN A, WATSON J L, WONG D C S, et al. Compensatory ion transport buffers daily protein rhythms to regulate osmotic balance and cellular physiology[J]. Nature Communications, 2021, 12(1): 1-14.

[76] SPIEGEL K, LEPROULT R, L'HERMITE-BALÉRIAUX M, et al. Leptin levels are dependent on sleep duration: relationships with sympathovagal balance, carbohydrate regulation, cortisol, and thyrotropin[J]. The Journal of Clinical Endocrinology & Metabolism, 2004, 89(11): 5762-5771.

[77] HARDMAN J A, TOBIN D J, HASLAM I S, et al. The peripheral clock regulates human pigmentation[J]. Journal of Investigative Dermatology, 2015, 135(4): 1053-1064.

[78] YOSIPOVITCH G, XIONG G L, HAUS E, et al. Time-dependent variations of the skin barrier function in humans: transepidermal water loss, stratum corneum hydration, skin surface pH, and skin temperature[J]. Journal of Investigative Dermatology, 1998, 110(1): 20-23.

[79] MATSUNAGA N, ITCHO K, HAMAMURA K, et al. 24-hour rhythm of aquaporin-3 function in the epidermis is regulated by molecular clocks[J]. Journal of Investigative Dermatology, 2014, 134(6): 1636-1644.

[80] MOHD AZMI N A S, JULIANA N, AZMANI S, et al. Cortisol on circadian rhythm and its effect on cardiovascular system[J]. International Journal of Environmental Research and Public Health, 2021, 18(2): 676.

[81] PLIKUS M V, VAN SPYK E N, PHAM K, et al. The circadian clock in skin: implications for adult stem cells, tissue regeneration, cancer, aging, and immunity[J]. Journal of Biological Rhythms, 2015, 30(3): 163-182.

[82] HENRY F, ARRESE J E, CLAESSENS N, et al. La peau et son horloge chronobiologique au quotidien Revue Médicale de Liège[J]. 2002, 57(10): 661-665.

[83] MATSUI M S, PELLE E, DONG K, et al. Biological rhythms in the skin[J]. International Journal of Molecular Sciences, 2016, 17(6): 801.

[84] NIKBAKHTIAN S, REED A B, OBIKA B D, et al. Accelerometer-derived sleep onset timing and cardiovascular disease incidence: a UK Biobank cohort study[J]. European Heart Journal - Digital Health, 2021, 2(4): 658-666.

[85] POURCET B, DUEZ H. Circadian control of inflammasome pathways: implications for circadian medicine[J]. Frontiers in Immunology, 2020, 11: 1630.

[86] WU T Q, MEI Shuqing, ZHANG Jinxin, et al. Prevalence and risk factors of facial acne vulgaris among Chinese adolescents[J]. International Journal of Adolescent Medicine and Health, 2007, 19(4): 407-412.

[87] JOO J H, HONG I K, KIM N K, et al. Trichosanthes kirilowii extract enhances repair of UVB radiation-induced DNA damage by regulating BMAL1 and miR-142-3p in human keratinocytes[J]. Molecular Medicine Reports, 2018, 17(1): 877-883.

[88] SPÖRL F, SCHELLENBERG K, BLATT T, et al. A circadian clock in HaCaT keratinocytes [J]. Journal of Investigative Dermatology, 2011, 131(2): 338-348.

[89] DIBNER C, SCHIBLER U, ALBRECHT U. The mammalian circadian timing system: organization and coordination of central and peripheral clocks[J]. Annual Review of Physiology, 2010, 72: 517-549.

[90] MILLER H E. Colloidal sulphur in dermatology[J]. Archives of Dermatology, 1935, 31 (4): 516-525.

[91] BESEDOVSKY L, LANGE T, HAACK M. The sleep-immune crosstalk in health and disease[J]. Physiological Reviews, 2019, 99(3): 1325-1380.

[92] YAN B, LI R H, LI J M, et al. Sleep timing may predict congestive heart failure: a community-based cohort study[J]. Journal of the American Heart Association, 2021, 10 (6): e018385.

[93] ACKERMANN K, REVELL V L, LAO O, et al. Diurnal rhythms in blood cell populations and the effect of acute sleep deprivation in healthy young men[J]. Sleep, 2012, 35(7): 933-940.

[94] INGEBORG F, RINGHEIM E K E, ERIK E K, et al. The association between self-reported sleep problems, infection, and antibiotic use in patients in general practice [J]. Frontiers in Psychiatry, 2023, 14: 1033034.

[95] LIEW S C, AUNG T. Sleep deprivation and its association with diseases- a review[J]. Sleep Medicine, 2021, 77: 192-204.

[96] FANG Yu, FORGER D B, FRANK E, et al. Day-to-day variability in sleep parameters and depression risk: a prospective cohort study of training physicians [J]. NPJ Digital Medicine, 2021, 4(1): 1-9.

[97] EVERSON C A, HENCHEN C J, SZABO A, et al. Cell injury and repair resulting from sleep loss and sleep recovery in laboratory rats[J]. Sleep, 2014, 37(12): 1929-1940.

[98] VACCARO A, KAPLAN DOR Y, NAMBARA K, et al. Sleep loss can cause death through accumulation of reactive oxygen species in the gut[J]. Cell, 2020, 181(6): 1307-1328.

[99] CARROLL J E, PRATHER A A. Sleep and biological aging: a short review[J]. Current Opinion in Endocrine and Metabolic Research, 2021, 18: 159-164.

[100] BUYSSE D J. Sleep health: can we define it? does it matter? [J]. Sleep, 2014, 37(1): 9-17.

[101] DUAN J Y, GREENBERG E N, KARRI S S, et al. The circadian clock and diseases of the skin[J]. FEBS Letters, 2021, 595(19): 2413-2436.

[102] GOOLEY J J. How much day-to-day variability in sleep timing is unhealthy? [J]. Sleep, 2016, 39(2): 269-270.

[103] KAHAN V, ANDERSEN M L, TOMIMORI J, et al. Can poor sleep affect skin integrity? [J]. Medical Hypotheses, 2010, 75(6): 535-537.

[104] PANEL C C, WATSON N F, BADR M S, et al. Recommended amount of sleep for a healthy adult: a joint consensus statement of the American academy of sleep medicine and sleep research society[J]. Sleep, 2015, 38(6): 843-844.

[105] DEPNER C M, MELANSON E L, ECKEL R H, et al. Ad libitum weekend recovery sleep fails to prevent metabolic dysregulation during a repeating pattern of insufficient sleep and weekend recovery sleep[J]. Current Biology, 2019, 29(6): 957-967.

[106] ALKHALAF M I. Chemical composition, antioxidant, anti-inflammatory and cytotoxic effects of Chondrus crispus species of red algae collected from the Red Sea along the Shores

of Jeddah city[J]. Journal of King Saud University - Science, 2021, 33(1): 101210.

[107] CHAPUT J P, DUTIL C, FEATHERSTONE R, et al. Sleep timing, sleep consistency, and health in adults: a systematic review[J]. Applied Physiology, Nutrition, and Metabolism = Physiologie Appliquee, Nutrition et Metabolisme, 2020, 45(10 (Suppl. 2)): S232-S247.

[108] HENRY A L, KYLE S D, BHANDARI S, et al. Measurement, classification and evaluation of sleep disturbance in psoriasis: a systematic review[J]. PLoS One, 2016, 11(6): e0157843.

[109] SHIN S Y, LEE D H, GIL H N, et al. Agerarin, identified from Ageratum houstonianum, stimulates circadian CLOCK-mediated aquaporin-3 gene expression in HaCaT keratinocytes [J]. Scientific Reports, 2017, 7(1): 1-13.

[110] RAY S, VALEKUNJA U K, STANGHERLIN A, et al. Circadian rhythms in the absence of the clock gene Bmal1[J]. Science, 2020, 367(6479): 800-806.

[111] ZHANG C Z, SUN H Z, ZHANG C H, et al. Effects of photoperiod on circadian clock genes in skin contribute to the regulation of hair follicle cycling of Inner Mongolia white Cashmere goats[J]. Animal Science Journal, 2020, 91(1): e13320.

[112] KIMMEY J M. Immunity, infection, and the zebrafish clock[J]. Infection and Immunity, 2022, 90(9): e0058821.

[113] WATTS L M, BROWNE J A, MURPHY B A. Investigation of a non-invasive method of assessing the equine circadian clock using hair follicle cells[J]. Journal of Circadian Rhythms, 2012, 10: 7.

[114] TANIOKA M, YAMADA H, DOI M, et al. Molecular clocks in mouse skin[J]. Journal of Investigative Dermatology, 2009, 129(5): 1225-1231.

[115] COX K H, TAKAHASHI J S. Circadian clock genes and the transcriptional architecture of the clock mechanism[J]. Journal of Molecular Endocrinology, 2019, 63(4): R93-R102.

[116] YEOM M, LEE H, SHIN S, et al. PER, a circadian clock component, mediates the suppression of MMP-1 expression in HaCaT keratinocytes by cAMP[J]. Molecules, 2018, 23(4): 745.

[117] THORBURN P T, RIHA R L. Skin disorders and sleep in adults: where is the evidence? [J]. Sleep Medicine Reviews, 2010, 14(6): 351-358.

[118] WANG H, VAN SPYK E, LIU Q, et al. Time-restricted feeding shifts the skin circadian clock and alters UVB-induced DNA damage[J]. Cell Reports, 2017, 20(5): 1061-1072.

[119] WANG C S, HU B, RANGARAJAN S, et al. Association of bedtime with mortality and major cardiovascular events: an analysis of 112, 198 individuals from 21 countries in the PURE study[J]. Sleep Medicine, 2021, 80: 265-272.

[120] GANCEVICIENE R, GRAZIENE V, FIMMEL S, et al. Involvement of the corticotropin-releasing hormone system in the pathogenesis of acne vulgaris[J]. British Journal of Dermatology, 2009, 160(2): 345-352.

[121] DESOTELLE J A, WILKING M J, AHMAD N. The circadian control of skin and cutaneous photodamage[J]. Photochemistry and Photobiology, 2012, 88(5): 1037-1047.